治療者と家族のための

境界性パーソナリティ障害治療ガイド

Treatment of Borderline Personality Disorder
A Guide for Professionals and Families

黒田章史 Kuroda Akinori

岩崎学術出版社

はじめに

　この本は専門家と家族が，境界性パーソナリティ障害（BPD）を治療していく上での手引きとなることを目指した書物である。どうしてもBPD患者に回復してもらいたいと願っている家族や，家族と同じくらい治療に熱意を持つ治療者を念頭に置いて書いた。たとえ良質の治療を受けにくい環境にある家族であっても，本書が手元にあることでその寄る辺なさが多少なりとも和らぐような，あるいは自分がBPDの臨床に携わりはじめた頃のことを思い出して，こんな本があったらどれほど楽だったろうと思えるような本を，いつまでたっても他人が書いてくれないので自分で書いてみたのである。

　本書を読むにあたって，精神医学や心理学，あるいはBPDという病気に関する予備知識などはほとんど必要ない。むしろこれまで「BPD治療の常識」とされてきたものなどまったく知らない人が読んだ場合の方が，はるかに理解しやすいかもしれない。そのような人は第1章から順を追って読んでもらえれば良いと思う。専門家が読む上での参考となるように，文中に文献が指示されてあったりするので堅苦しい印象を持たれる方もいるかもしれないが，気にせずに読み進めてもらってかまわない。専門用語には注をつけておいたから，比較的すんなりと読み進めることができるだろう。

　逆に従来のBPDに対する見方や治療法に慣れ親しんでいればいるほど，私の治療法の当否について判断しかねるのはもとより，そもそも私が治療の中で*何をしているのか*を理解することすら難しい人もいるのではないかと思う。BPDの治療において，心理社会的能力を高めること*だけ*を追求していく場合に，どのような治療構造や技法を用いる必要があるか，その場合に患者はどのような治療経過を辿って治っていくことになるのかに関しては，先行研究が存在しないためである。

　だから「いったいこの著者は〈治療〉ということで何をしたいんだ？」という疑問を感じた読者は，まずは第1章をとりあえず読んだ上で，そのまま第7

章に飛び，それを読み終えた上で改めて第2章から読み進めていくことを勧めたい。第7章に挙げてあるような治療経過を見て，私が目指しているような治癒像の見当がおおよそついてからの方が，そのような読者にとってはるかに読みやすいだろうと思う。

　かつて「良質の受験参考書のように気取らず解(わか)りやすく，これ一冊で一応合格という心理療法の本を作りたいというのが私の見果てぬ夢なのです」と書いたのは，私の師である故下坂幸三である。私が本書を書きながら常に意識していたのは師のこの言葉であった。本書がBPDの臨床に携わる専門家や家族の方にとって「良質の受験参考書」となり，さらにBPD治療という「難関」を突破する上での力にならんことを。

目　次

はじめに　3

【第Ⅰ部】　境界性パーソナリティ障害をどのように理解するか

第1章　境界性パーソナリティ障害とはどのような病気か……………………………………11

Ⅰ　はじめに　11
Ⅱ　「境界」という言葉について　13
Ⅲ　BPDは「パーソナリティの障害」なのか　15
Ⅳ　治療にまつわる落とし穴　18

　　1．A子のケース　18／2．診断をめぐる問題　20／3．「通常の治療」の限界　22／4．落とし穴に落ちないために　24

第2章　境界性パーソナリティ障害患者のふるまいをどう理解するか──「コミュニケーションの病理」という視点から考える……………………………………26

Ⅰ　BPDとコミュニケーションの病理　26
Ⅱ　BPDの病理がみられる4つの領域　27

　　1．対人関係上の問題（診断基準1，2）　28／2．情動に関する問題（診断基準の6，7そして8）　34／3．衝動性に関する問題（診断基準の4と5）　37／4．認知に関する問題（診断基準の9）　40／5．同一性の障害（診断基準の3）　42

Ⅲ　治療との関わり　43

【第Ⅱ部】境界性パーソナリティ障害患者と関わる際の基本と治療の原則

第3章 境界性パーソナリティ障害患者との関わり方の基本 ──「凡人」として「豊かな語り口で」語る …… 49

Ⅰ 「豊かな語り口」で語りかける　50

　　1．「豊かな語り口」とは　50／2．「豊かな語り口」で関わる3つの目的　51

Ⅱ 「凡人」として語る：周囲の人々の基本的姿勢　54

　　1．「凡人」として語る8つの方法　54／2．患者の「言葉の意味のプロトタイプ」のずれ　56／3．「変わった怒り方・悲しみ方」から「普通の怒り方・悲しみ方」へ　60

Ⅲ 言葉の意味のプロトタイプを修正するための技法：刑事コロンボの原則　63

第4章 境界性パーソナリティ障害治療の基本原則 ──「学び／学ばれる関係」を作り上げるためのトレーニング …… 66

Ⅰ BPDを治療するとはどのようなことか：社会的能力を向上させることの重要性　67

Ⅱ BPD治療の難しさとはどのようなものか：「学び／学ばれる関係」の不成立　69

Ⅲ 「学び／学ばれる関係」を成立させるために　74

Ⅳ 家族面接はなぜ不可欠か　76

　　1．「反応傾向（癖）」の適切さを誰が評価するのか　77／2．「反応傾向（癖）の違い」をどこまで踏み込んで修正できるか　80／3．「反応傾向（癖）」をどれくらい頻繁に修正できるか　82／4．家族を通した治療的介入はいかにして可能になるか　83

【第Ⅲ部】　境界性パーソナリティ障害治療の実際

第5章 治療の始め方 …… 89

Ⅰ　反復トレーニングの〈場〉としての家族面接　89
Ⅱ　家族面接の導入法　90
Ⅲ　家族を傷つけないことの重要性　92
Ⅳ　治療において患者，家族，そして薬物の果たす役割について説明する　94
Ⅴ　自宅を治療環境として作り替えていく　95

　　　1．家の中から「極端なもの」「過激なもの」を取り除く　95／2．家族が自宅で「凡人」として「豊かな語り口」で語れるよう指導する　98

Ⅵ　BPD の病因についてどのように説明するか　101
Ⅶ　治療に伴う苦痛やストレスについて事前に説明しておくこと　104
Ⅷ　治療の見通しについて説明すること　106

第6章　治療の進め方──「人の世（世間）」に参加するために必要な能力を身につけること……108

Ⅰ　「学び／学ばれる関係」に耐えられる能力を向上させる　109
Ⅱ　「人の気持ちや考えをなぞる」能力を向上させる　112
Ⅲ　「人の気持ちや考えをなぞる」訓練の実際　116

　　　1．他人の書いたものをなぞるように読み取る訓練　116／2．他人の話をなぞるように聴き取る訓練　119／3．仕事をする能力との関連　122／4．「他人に過重な負担をかけずにコミュニケーションをおこなう能力」を身につけることとの関連　124

第7章　トレーニングの実践：境界性パーソナリティ障害はどこまで治るのか……128

Ⅰ　反復トレーニングとしての BPD 治療　128
Ⅱ　A 子の治療経過　129
Ⅲ　BPD が治るとはどのようなことか　154

第8章　受診しない患者に対する対応……155

Ⅰ　受診しない患者の3つのタイプ　155
　　Ⅱ　本人を受診させるための工夫：「治る」という言葉の重要性　156
　　Ⅲ　本人が受診しなければ治療は不可能か　159
　　Ⅳ　受診しない患者B子の治療経過　163
　　Ⅴ　BPDと診断されなくなった後になされるべき治療的介入とは何か　188

第9章　自傷，自殺企図，暴力への対応──「人の世（世間）」に参加できないために起こるさまざまな症状 …………… 189

　　Ⅰ　自傷行為や自殺企図に対する対応　190
　　　　1．自傷行為への対応　190／2．自殺念慮と自殺企図への対応　191
　　Ⅱ　暴力に対する対応　193
　　　　1．7つの原則　193／2．社会的能力を身につければ暴力は収まる　194／3．暴力をふるう前後の状況について情報収集し，暴力の理由は詮索しない　195／4．新しい反応傾向（癖）を身につけ，暴力行動を減らす介入方法を工夫する　197／5．患者と激しいやりとりをしない：興奮させるのではなくしらけさせる　205／6．「暴力はふるうべきではない」という枠組みを作り上げる　206

第10章　治療に役立つ5つのポイント …………… 207

　　Ⅰ　「周囲の人々が共感する」のではなく「本人に共感させる」こと　207
　　Ⅱ　「カツオ君－お父さん関係」を作り上げること　209
　　Ⅲ　新しい環境（共同体）への入り方　211
　　Ⅳ　電話診察を活用する　213
　　Ⅴ　「入院という環境」を適切に利用するための方法　216

おわりに　220
参考文献　222
索　　引　227

第Ⅰ部

境界性パーソナリティ障害を
どのように理解するか

第 1 章

境界性パーソナリティ障害とはどのような病気か

I　はじめに

　これから境界性パーソナリティ障害（borderline personality disorder：BPD）という病気についてお話ししていくことにしましょう。この障害の定義については後で簡単に触れますが，ここではとりあえず自傷行為，自殺企図，摂食障害，家庭内暴力，不登校，非行，薬物依存などとしばしば関連することのある，広い意味での行動化を示す病態を指すものと考えておいてください。こうした行動を示すことからもわかるように，BPDは病気に罹った患者にとってばかりでなく，患者と関わる家族の側にも大きな苦痛をもたらす深刻な障害です。

　これは一般人口の1.3％から5.9％に認められ，パーソナリティ障害の中でも最も一般的にみられる類型です[14,28]。ちなみにこの数値は代表的な精神疾患である統合失調症の有病率0.72％よりもはるかに大きく，双極性障害の有病率2.1％[注1]と同等あるいはそれ以上です[48,64]。また精神科に入院している患者ならびに外来に通院している患者の，約20％がこの障害に罹患しているとされています[31]。

　さらに年に4回以上精神科救急外来を受診するような，絶えず自殺企図を繰り返す患者のうち，少なくとも半数以上はBPD患者であることも明らかになっています[11]。この研究によれば，1年間で精神科救急外来を利用した者のうち，12％以上をこの障害の患者が占めていました。この障害のために費やさ

注1）ただしこの数値には過剰診断および過剰投薬を招くとして問題が指摘されている，亜症候性双極性障害（subthreshold bipolar disorder）の有病率2.4％は含まれていない。

れる公衆衛生上のコストが，莫大なものであることに疑いの余地はありません。

しかし残念ながらわが国におけるBPDに対する社会的認識は，今日でも決して高いとは言えません。そのあたりの事情はアメリカでも同様であったようで，2008年に合衆国下院は毎年5月を「境界性パーソナリティ障害啓蒙月間」とすることを定めた決議案を採択しました。この決議では「教育，研究，研究資金の給付，早期発見，そして効果的な治療がなされるのを促進することを通して，この障害に罹患している患者，その家族，メンタルヘルスに携わる専門家たち，そして一般社会の人々の，境界性パーソナリティ障害に対する認識を高めること」が謳われています。

うっかりすると読み過ごしてしまいそうですが，この決議案の中には世間一般の人々にとって，少々釈然としないであろう文言が含まれています。この障害に罹患している患者や家族，さらに一般社会の人々は当然としても，どうしてメンタルヘルスに携わる専門家たちに対して，BPDに関する啓蒙活動をしなければならないのでしょう。米国精神医学会が定めた『精神疾患の分類と診断の手引 第3版（DSM-Ⅲ）』の中にBPDが含まれてから，この決議がなされるまでに30年近くが過ぎていたというのに。

このような事実からもわかるように，BPDは一般の人々にとってばかりでなく，専門家にとっても充分な理解や認識がなされているとは言いがたい診断類型です。しかし実際には著しい遺伝性を持つこと，他方で予想外に症状が改善されやすいことという，2つの大きな知見が最近になって得られたことにより，この障害の輪郭は以前に比べてはるかに明確なものとなってきているのです[35,92,97]。

それにもかかわらず多くの場合，BPDは依然として不当にマイナスのイメージと結び付けて考えられています。メンタルヘルスに携わる専門家のほとんどは，BPD患者と関わるのを避けようとしますし，こうした患者と関わるのをはっきりと毛嫌いする専門家も決して少なくありません[78]。

本章ではBPDが長きにわたって疑わしい診断類型であるとみなされ，精神医療をおこなう専門家によって無視されることが多かったのはなぜか，さらに言うならその治療に進んで取り組もうとする臨床家が今でも極めて少ないのはなぜかについて説明したいと思います。そのためにはBPDという疾患概念が，

歴史的にどのように作り上げられたのかという経緯について，そのあらましを理解しておく必要があります。

Ⅱ 「境界」という言葉について

「境界（borderline）」というレッテルがある種の患者に対して貼られるようになったのは，今からもう70年以上前のことになります。その当時は精神分析の全盛時代であり，精神疾患の分類——たとえばある患者が精神病なのか神経症なのか——も，精神分析をおこなうことが可能であるかどうかと結びつけて考えられていました。ある患者が神経症であるとは治療可能であること，すなわち精神分析をおこなうのが可能であることを意味しており，精神病であるとは治療不可能であること，すなわち精神分析をおこなうのが不可能であることを意味していたのです。

スターンやナイトといった初期の研究者たちが，疾患分類において「境界」という用語を導入したのも，当然ながらこのような意味合いにおいてのことでした[51, 84]。これは精神分析の自由連想法に代表されるような，自由度の高い面接をおこなう場合に「境界統合失調症（borderline schizophrenia）」の状態へと退行してしまうような，特殊な神経症の患者グループを指していたのです。

こうした患者を「パーソナリティの病理」という視点から捉え直したのはカーンバーグでした[46, 47]。カーンバーグは神経症的パーソナリティ構造と精神病的パーソナリティ構造の双方に境を接している，中等度のレベルのパーソナリティ構造を境界パーソナリティ構造（borderline personality organization）と名付けたのです。これは自己同一性[注2]を作り上げることができていないか脆弱であること，原始的防衛[注3]（すなわち分裂[注4]と投影性同一視[注5]）を用い

注2）自分が何者であるかに関して，自分自身が抱くさまざまな信念を集めたもの。単にアイデンティティと呼ぶこともある。
注3）典型的には0歳から2歳の乳幼児にみられる防衛機制。抑圧（repression）を中心とした神経症的防衛機制に比べてより早期にみられるために，原始的防衛機制と呼ばれる。
注4）原始的な防衛機制の1つ。対象や自己がもつ「良い」側面と「悪い」側面とを，別々のものとして認知すること。スプリッティング（splitting）とも呼ばれる。
注5）原始的な防衛機制の1つ。分裂機制に基づき分裂した自己の「良い」部分と「悪い」部分のいずれかを外界の対象に投影し，その対象を投影された自己の部分と同一視するというメカニズム。

る傾向があること，そしてストレス下では現実検討能力が一時的に低下してしまうことによって特徴づけられるようなパーソナリティ構造を意味していました。

しかしながら境界パーソナリティ構造という概念は，以下に述べるような2つの問題を孕んでいました。第1に境界パーソナリティ構造は観察可能な行動に基づくというよりも，心的メカニズムについての理論に基づいて定義されたものであり，その意味で完全に精神分析的なものであったこと。第2に境界パーソナリティ構造の中には，現行のBPDだけでなく，他のさまざまなパーソナリティ障害に罹患している患者が含まれてしまうことです。

BPDという概念が作り上げられる上で転機となったのは，1975年にガンダーソンとシンガーの論文が公表されたことでした[32]。この論文は境界患者の病理を，心的メカニズムに関する（精神分析的）理論に基づいて定義するのではなく，不快な気分や感情，不安定な対人関係，衝動的行動といった，行動に基づいた尺度を用いて操作的に定義できることを示したものでした。

これは境界患者を他の精神障害の異型，あるいは関連した病態であると考える，それまでの考え方とは一線を画すものでした。さらにガンダーソンは，半構造化された面接（事前に大まかな質問事項を決めておき，回答者の答えによってさらに詳細に尋ねていく簡易な調査法）をおこなうことで，信頼のおける診断を下すのが可能であることも明らかにしたのです[33,53]。ガンダーソンの研究は，1980年に米国精神医学会が定めたDSM-Ⅲの中に，こうした患者が「境界性パーソナリティ障害（BPD）」として取り入れられる上で大きな影響を与えました。

その後も「境界」という言葉は，統合失調症，うつ病，双極性障害などの，主要な精神障害と関連している可能性を持つ病態，あるいは精神機能に関する2つの水準——たとえば精神病水準と神経症水準——の間に位置づけられるような病態，のいずれかを意味するものとして用いられてきました[89]。

しかしBPDが他の精神障害の変種や異型ではなく，それだけで独立した精神障害であることが最近になってますます明確になってくるにつれ，「境界」という用語が次第にその意義を失いつつあるのは事実です。そもそも「境界」という用語から，この症候群の最も際だった特徴である気分の不安定さ，衝動

性，不安定な対人関係，そして認知症状（離人症状，妄想的傾向や偽幻覚）について連想することは不可能でしょう。これまで BPD が何か他の障害であるとみなされるか，さもなければ完全に無視されることが多かった理由の1つは，精神分析の全盛時代から持ち越されてきた「境界」という言葉の持つ曖昧さにも由来しているのだと思います。

しかし残念ながら今のところ「境界」に代わって，この障害の病理をより適切に説明することができるような名称は見あたりません。たとえば世界保健機構（WHO）が定めた「国際疾患分類第10改訂版（ICD-10）」では，この障害に相当する病態を「情緒不安定性パーソナリティ障害（emotionally unstable personality disorder）」として記載しています。しかし情緒不安定性という言葉は，この複雑な障害が示す病理の1つの側面をあらわしたものにすぎません。ICD-10 の「情緒不安定性」に限らず，これまで「境界」に代わるものとして提唱されてきた名称の大半は，この障害の1つの側面（情動調節の障害あるいは衝動性）だけに着目したものでした。

「境界」という用語を使わないことだけが目的というなら話は別ですが，この障害の名称を建設的な形で変えていこうとするなら，その背後にあるメカニズムが充分に明らかになってからでも遅くはないでしょう。この障害についてさらに多くのことが解明される日が来るまで，さしあたり BPD という名称を使い続けるというのは，その意味で決して悪い選択ではないように思われます。

Ⅲ　BPD は「パーソナリティの障害」なのか

BPD という診断をつけることに臨床家が反対するのは，必ずしも「境界」という言葉につきまとう曖昧さだけが原因とは限りません。たとえ BPD と診断したところで，「性格の障害」に対して治療者ができることなどありはしないから，診断することのメリットがないという，臨床家の判断に由来する部分も少なくないのです。それを裏付けるかのように，BPD という診断を家族に伝える際に，治療者が「性格の障害だから治らない（治りにくい）」という解説を付け加えることは決して珍しくありません。

たしかに現行の『精神疾患の分類と診断の手引　第5版（DSM-5）』では，

パーソナリティ障害全般を次のように定義しています。気分，衝動性，対人関係，そして認知という4つの領域のうち，少なくとも2つの領域に関して長期にわたり機能不全に陥っていること。またこのような持続的様式（enduring pattern）は，青年期に始まり，社会的機能に対して深刻な影響を与え，そして「変わることなく長期にわたり続く（stable and of long duration）」ことです。

さきに述べたようなBPDに対する説明は，この定義を字義通りに受け止めるなら，決して間違ったものとは言えないでしょう。しかしBPDは本当に「変わることなく長期にわたり続く」ようなタイプの障害と言って良いのでしょうか。最近なされた研究は，おそらくそうではないことを示しています。

慢性的な経過をたどると考えられてきたBPDの症状が，予想外に変化しやすいことを最初に明らかにしたのは，アメリカ国立精神衛生研究所（NIMH）の資金援助のもとになされた，大規模な2つのフォローアップ研究でした[35, 97]。たとえば290名のBPD患者を，入院時点から10年間にわたり追跡調査したマクリーン病院成人発達研究（McLean Study of Adult Development：MSAD）によれば，寛解——少なくとも2年間，診断基準を満たさない状態が持続——した患者の割合は，2年目ですでに3割以上であり，4年目には5割を超え，10年後には実に93％に達していたのです[97]。

175名のBPD患者を同じく10年間にわたり追跡調査した，パーソナリティ障害に対する共同縦断研究（Collaborative Longitudinal Personality Disorders Study：CLPS）もまた，寛解——少なくとも1年間，診断基準を満たさない状態が持続——した患者の割合が10年後には85％に達することを明らかにしています[35]。

これらの研究の対象となった患者のほとんどは，長期にわたる追跡調査からドロップアウトしてしまうのを防ぐため，投薬を含む手厚い治療を継続的に受けていましたから，これがBPDの自然経過を示したものとみなすことには無理があるかもしれません。またこれらの研究は確かにBPD患者の症状が高率に寛解し，再発率も低いことを明らかにしましたが，残念ながらそれは必ずしも彼らの社会的予後が良いことを意味してはいませんでした[35, 97]。

良好な心理社会的機能（機能の全体的評定[GAF]尺度70以上）を獲得したBPD患者の割合は調査開始10年後でもわずか21％にすぎず，この数

値は他のパーソナリティ障害（48％）あるいは大うつ病（61％）に比べてはるかに低かったのです。また心理社会的機能が改善された場合でも，その改善は概して長続きせず，しばしばかなり大きな変動を示す傾向がみられました。ガンダーソンは他の主要な精神疾患に比べて寛解がより持続しやすいこと，他方で社会的機能の不全がより重篤であることがBPDの特徴であると結論づけています[35]（ちなみにこのような心理社会的機能の不全に対して，どのように治療的対応をおこなっていくかという問題は，本書の最も重要なテーマの1つです［第4章を参照］）。

それでもこれらの研究は，BPDが「変わることなく長期にわたり続く」障害であるどころか，比較的短期間のうちに症状面ではかなり大幅な改善を示すことを明らかにしたのです。このような研究がなされたこともあり，近年BPDは遺伝的要因の強い影響のもとに作り上げられるパーソナリティ特性（習慣的な行動や思考，感情のパターン）と，環境的背景——たとえば直近に生じたライフイベント——により引き起こされた精神症状の組み合わせにより生じる病態であるとみなされるようになってきています[39,70]。

こうした結果からもわかるように，BPDをいわゆる「性格（パーソナリティ）の障害」とみなすことには明らかに無理があります。ライフイベントにより引き起こされた精神症状はパーソナリティ特性とは異なるものであり，BPDに罹患しやすいようなタイプのパーソナリティ特性の組み合わせを持つというだけの人々が，精神症状を示すとは限らないからです。

2013年に公にされたDSM-5において，従来の多軸診断システムが放棄され，パーソナリティ障害を通常の精神疾患とは異なるものとしてⅡ軸に囲い込み，「特別扱い」する——後に述べるようにこれは実質的には無視することを意味していました——ことがなくなったのも，このような事情を反映したものと言えるでしょう。「パーソナリティ障害」という名前がつけられているので惑わされがちですが，BPDが「性格の障害だから治らない（治りにくい）」などというのは大きな誤りであることを忘れないようにするべきです。

Ⅳ　治療にまつわる落とし穴

　これまでに述べてきたような問題は，BPDの臨床に対してさまざまなマイナスの影響を与え続けています。たとえばBPDに相当する症状がみられたために，患者や家族が医療機関を訪れたからといって，この障害が医療者によって間違いなく認識してもらえるという保証はありません。またきちんと診断がつけられている場合でさえ，BPD患者が治療的に的外れな関わりや，逆効果をもたらすような介入を受けることは珍しくありません。

　しかし診断すらなされていない場合，彼らは効果に乏しい薬物治療を漫然と受けることになる可能性が最も高いのです。また後に述べるように，BPDに対して精神療法をおこなう場合，通常とは異なるアプローチをとる必要がありますが，この診断がなされない限りこうした技法上の修正をおこなうことは不可能です。その意味でBPDは，予後に対して重大な影響を与える可能性がある診断類型であると言えるでしょう。

　BPD治療にまつわる，いわば「落とし穴」について，ここで強調するのはなぜかというと，患者の中には以下に述べるような「治療」の経過をたどるケースが決して稀ではないからです（以下に挙げる事例はプライバシー保護のため，適当な変更を加えた上で個人として特定できないようにしてあります）。

1．A子のケース

　初診時年齢は22歳。会社員の父親，専業主婦の母親のもとで2人兄妹の第2子として出生。A子が生まれたのは父親の海外赴任先であった。4歳の時に家族とともに帰国。本人や両親の記憶によれば，幼少時に発達に関する問題を指摘されたことはない。高校までは成績抜群で友人も多く，生徒会の役員も務めるなど「バランスのとれた生徒（担任のA子評）」だった。

　現役で一流大学に入学した後は，学業よりむしろ「サブカルチャー系」のサークル活動に熱中し，他方で複数のアルバイトをかけ持ちするなど，「少しハイテンション気味」の生活を送るようになった。しかしサークルの運営方針をめぐって他の部員と対立し，次第にサークル内で孤立。同級生の男子学生に失恋したことも重なって抑

うつ的になり，大学の授業も休みがちとなった。

　事情を知らぬ母親が，A子が大学に行こうとしないのを咎めた際に，怒声を上げて母親の首をタオルで絞めたことがある。大学1年の3月に市販の鎮痛剤を用いて最初の大量服薬をおこない，救急病院に短期間入院した。抑うつ傾向が改善しなかったため，大学2年の5月に精神科クリニックを家族とともに受診し，「うつ病」の診断名で投薬を受けはじめた。

　しかし症状が改善されることはなく，ほとんど通学することはできなかった。強い不安感，対人恐怖のため，しだいに1人での外出が困難になる。何か用事があって外出する時には必ず母親が付き添う必要がある状態が続いた。大学2年の10月に向精神薬を大量服薬して救急病院に再び短期入院。その後も前腕や腹部などへの切傷だけでなく，自分の髪を切って丸坊主にしてしまう，「川に入って自殺する」と言って家を飛び出す，再三にわたり大量服薬をして救急病院に運ばれるといった，さまざまな衝動行為が認められた。

　また自宅では母親に何かを尋ねた時に，母親の答えが気に入らなかったり，知らなかったりするとキレて暴力をふるい，パソコン，携帯など手近にある物を片端から破壊するようになった。大学2年の2月に久しぶりにアルバイトを始めたが，1日しか続かなかった。その直後に自宅で母親の言動が気に入らないと言って，電気コードで母親の首を強く絞めた。

　恐怖感を抱いた母親は家から逃げ出した。その後A子が自宅2階のベランダから飛び降りようとしているところを，近隣住人の通報で駆けつけた警察に止められた。その際に大暴れしたため，精神病院に搬送されたが，「落ち着いている」という理由で措置入院には至らなかった。その事件があった翌日，家族に伴われて総合病院精神科を受診。そこで初めてBPDという診断を受けた（ちなみにその後おこなわれたMRIを含む諸検査では，特に異常は認められていない）。

　ただし主治医は，「パーソナリティ障害は性格だから治らない」「入院しても無駄」「親にできることは何もない」と家族に宣告する一方で，A子に対しては薬物を投与しつつ，大学に戻るよう促すだけだった。その後も「お前のせいでこうなった」と言っては母親の腹を蹴ったり，首を絞めたりするという暴力が繰り返され，さらに母親から頻繁に金を脅し取っては乱費するようになった。しかし主治医にその類の話をしようとすると，仕返しで暴行を加えてくるため，母親は怖くて何も言えなかった。

　大学へは登校できぬまま3年次の末で中退。病状はまったく改善されていなかったが，すでに治療関係がこじれていたこともあり，その年の9月には「もう薬は必要

ない」「通院しなくても良い」と主治医から告げられた。その後本人はほとんど通院しなくなり，安定剤を処方してもらう目的で家族だけが不定期に通院していた。

その頃から自宅1階の窓ガラスすべてを叩き割るなどの暴力行為を含むさまざまな行動化に加えて，過呼吸やパニック発作が頻発するようになった。しかし発作時に救急車で搬送しようとしても，主治医は「薬を飲んで寝ていれば良い」と言うだけで，救急外来での受け入れも渋るようになった。

その翌年の3月に母親と一緒に買い物に出た際，母親が話のついでにA子の生活リズムの乱れをやんわり指摘したところ，「テメーはいつもそんなことばかり言いやがって！」とわめき出し，手近に置いてあった商品のハサミで自分を刺そうとした。周囲の人に取り押さえられて再び警察に保護されるが，速やかに落ち着いてしまったために措置入院には至らず。疲弊しきった母親はその日から一時的に親戚宅へと避難した。

翌日に家族に伴われて再び主治医のもとを受診したが，通り一遍の注意と薬物の変更がおこなわれただけで，その後も病状に変化はみられなかった。まったく治療の見通しが立たないこと，現在の治療者との関係がこじれてしまっていることを理由として，同年4月に知人の紹介で母親が筆者のもとを受診。

さきに述べたように，これはBPDに対してなされがちな「治療」経過の，典型的なパターンの1つを示しています。誤解のないように申し述べておきますが，A子の担当医たちは決して何もせずに手をこまねいていたわけではありません。最初の担当医はいろいろな抗うつ薬を試みていたようですし，次の担当医はきちんとBPDという診断を患者や家族に対して伝えているのですから。

それでもこの治療が，患者の心理的・社会的機能を改善する上で奏功していると考える人はほとんどいないでしょう。このような事態を招く原因は，主として2つあるように思われます。1つは診断をめぐる問題であり，もう1つはBPDに対して通常なされるようなタイプの治療が持つ，治療形式および内容の両面に関する限界に起因した問題です。

2．診断をめぐる問題

まず診断をめぐる問題について考えてみましょう。医療者のもとを訪れたBPDの患者が，「問題ありません」と言われて帰されることはまずありません。なんといってもこうした人たちは自傷行為や大量服薬を繰り返す，些細なこと

で怒りを爆発させるといった，派手な症状で受診することがほとんどなのですから。しかしこれはBPD患者が適切な診断を受けられるということを意味するとは限らないのです。では彼らがどのような見立てをされるのかと言えば，とりあえず「うつ病」や「不安障害」，「適応障害」といった，さまざまな診断を受けることになる場合がほとんどです。

皮肉なことに問題は，そうした診断が必ずしも「間違っている」わけではないことにあります。たとえばA子のように，BPDの患者が「うつ病」と診断される場合を例にとって考えてみましょう。確かにBPDの患者は，抑うつ症状を示すことが珍しくありません。それどころかストレスの多い状況に置かれると，こうした患者のほとんどは「精神疾患の分類と診断の手引（DSM）」で言うところの，「大うつ病性障害（major depressive disorder）」の診断基準を満たすことになると言っても良いくらいです。今ではあまり支持されていませんが，その昔にはこうしたことを根拠として，BPDがうつ病（あるいは気分変調症）の亜型であると主張する論者も少なくありませんでした[6]。

こんなことが起こるのは，1つにはDSMでいうところの「大うつ病」が，診断の定義を過剰に広く取っているためです。あまり知られていないことですが，従来の診断基準であるDSM-Ⅳ-TRに従って「大うつ病」と診断した場合——残念ながら2013年に公にされたDSMの新版であるDSM-5に従った場合にも——実際には古典的なメランコリアから，ほとんど正常に近い喪失反応を示した患者までが含まれてしまうことになります[40]。

抑うつ気分に加えて，意欲の減退，疲れやすさ，食欲の減少，不眠，集中力減少などを含む9項目の診断基準のうち，どれか5つを満たし，機能不全に陥っている状態が，（わずか）2週間続くことが主な条件なのですから。大うつ病の定義をあまりにも広げ過ぎたことに由来するこの障害の過剰診断は，現代の精神医学が抱える最も深刻な問題の1つであるとされています[71]。ちなみに最近「非定型うつ病」なるものの増加が取り沙汰されるようになりましたが，もともとの診断の定義自体が過剰拡大されているのですから，これはある意味では当然の結果と言えるでしょう。

さてとりあえず「うつ病」と「BPD」の診断基準をともに満たしている患者が，医療機関を訪れたとしましょう。これまでのDSMシステム（DSM-Ⅳ

-TR）ではこうした場合，Ⅰ軸障害（パーソナリティ障害と精神遅滞を除くすべての精神疾患）とⅡ軸障害（パーソナリティ障害）を分けて記載し，Ⅰ軸障害として大うつ病を，Ⅱ軸障害としてBPDを記載することになっていました。ただしこれはあくまでも建て前上の話で，実際には臨床家がⅠ軸障害について評価することは，決して多くなかったのです。アメリカのロードアイランド病院でおこなわれた研究は，臨床家のそのような傾向をはっきりと裏付けるものでした[98]。

　この病院を訪れた外来患者のうち，臨床家がBPDという診断を下したのはわずか0.4％にすぎませんでしたが，同じような患者集団を対象として構造化面接（あらかじめ設定された質問項目に従い，患者の情報を一定の基準に基づいて得る面接法）を改めて行ったところ，この診断がなされる頻度は14.4％に跳ね上がったのです。こうした患者が，その後もずっとBPDと診断されないままに終わってしまったのかどうかはわかりません。しかし当面のことだけで言うなら，外来を訪れるBPD患者のうち，実に97％までもが見逃されている可能性があるということになります。

　ではこの97％の患者は，とりあえずどのような治療を受けることになるのでしょうか。おそらくこうした人たちのほとんどに対しては薬物が処方されることになるだろうと思います。そしてここからが問題なのですが，それらの薬物がBPD患者に対して十分な効果を示す可能性はほとんどありません。

　それを裏付けるように，たとえばパーソナリティ障害が共存している成人のうつ病患者は，そうでない患者に比べて予後が悪化するリスクが2倍高く[66]，自殺の既遂率が高く[45]，寛解に至るまでに時間がかかる[58]ことが知られているのです。こうした問題が生じるのを回避する上で，DSM-5においてⅠ軸とⅡ軸という，これまで有効に機能してきたとは言いがたい区分けを取り払ったのは，極めて臨床的に望ましい改変であったと言えるでしょう。

3．「通常の治療」の限界

　では通常の精神科治療が持つ，治療形式および内容の両面に関する限界とはどのようなものでしょうか。ちなみにここでいう「通常の治療（treatment as usual）」とは，BPD患者が日常的に利用することができる，あらゆるタイプ

の精神医療的ケアを意味しています。これは具体的には精神科医がおこなう個人面接と薬物マネジメント，時になされる個人カウンセリング，そして病院の救急医療サービスの組み合わせからなると考えておいてください。

「通常の治療」はBPD患者に限らず，ほとんどの精神科疾患に用いられているものですし，文字通り通常の場合にはこのような治療で充分なことが多いのです。しかしBPD患者を対象とした場合，このような治療にはそもそも「治療に必要な基本的データの収集」というレベルでしばしば問題が生じてしまうことになります。

A子の事例に戻って改めて考えてみましょう。この事例を読んだ読者の中には，自宅で大暴れしているにもかかわらず，主治医が「もう通院しなくて良い」とA子に告げたことに対して，ずいぶん乱暴な治療だなあという印象を持たれた方もいるかもしれません。しかし主治医は治療がはかばかしくないとは思っていたでしょうが，「乱暴なこと」などしているつもりなどまったくなかったことは確実です。なぜならそのずっと後に，家族から実情を聞くまで，主治医はA子が家を破壊し，母親に激しい暴力をふるい，金を脅し取っていることをまったく知らなかったからです。

そんなことが滅多にあるわけがない，筆者が極端な例を挙げているのだろうと思われる方も少なくないことでしょう。しかしBPDを治療するに際して個人面接に終始している場合——これは実質的にBPD治療の大半に関してということですが——このようなことは日常茶飯事に属します。なぜなら当然のことですが個人面接では，基本的には「患者自身が問題だと思っていること」，あるいは「患者にとって関心があること」に沿って面接がなされるからです。

ところが多くの場合，BPD患者にとっては，たとえば「たまたま入った店の店員が自分に目を合わせてくれなかった」といった出来事はしばしば大問題ですが，「自分が母親を殴った」「母親から金を脅し取った」といった出来事は，さして関心を払うに足りるような問題ではありません（何といっても「お前（母親）のせいでこうなった」のですから）。

患者自身が深刻だと考える問題は，ほかにもたくさんあるのが普通ですから，個人面接を続けている限り，このような「患者自身はさして問題だと思っていないが，他人は大いに問題だと思っているようなテーマ」が取り上げられる機

会はとても少ないでしょう。当然ながら、このようなテーマを面接で速やかに取り上げないのは、患者の心理的あるいは社会的機能の回復の遅れに直結することになるのですが。

BPDの治療を適切な形で進めるためには、こうしたテーマをリアルタイムで取り上げ対処していく必要があります。そして残念ながらそのような目的に対して、個人面接という治療スタイルは**基本的**に向いていません。なぜならこうしたテーマは、心の「深層」を探ってようやく明らかになるようなものではなく、最初からあからさまに表面に浮かび上がっているような性質のものだからです。

そしてさきに述べたように、BPD患者は自分が表面・表層にはっきりと露出している問題について、自らはほとんどあるいは不十分にしか把握していないのが常です。すなわちこうした患者に不足しているのは「自分の深層を知ること」、すなわち自分がなぜそのような言動をしているかについて学ぶことではなく「自分の表面を知ること」、言い換えれば自分の言動に関する精確な認知なのです[31,83]。

4．落とし穴に落ちないために

「患者－治療者」という二者関係の中にとどまる限り、このような認知の欠落を補うためのデータ収集を、充分な精度でおこなうのは至難のわざということになるでしょう。しかし個人面接という枠組みにとらわれさえしなければ、これはさして厄介な作業ではありません。日常生活の中で患者の「表面」をよく観察しており、その「表面」について患者の都合などあまり考えずに語ってしまうような「他人（患者自身でも治療者でもない第三者）」に登場してもらえば良いからです。

このような必要性について最初に気付き、BPDを対象とした治療の構造の中に「他人（第三者）」を積極的に取り入れたのは下坂とリネハンでした[59,60,81,82]。下坂は「常識的家族面接」の中で家族面接を、そしてリネハンは「弁証法的行動療法」の中で集団技能訓練を、それぞれ治療にとって不可欠の要素として用いることにより、「患者－治療者」という**閉ざされた二者関係**が、BPD治療において引き起こすさまざまな問題を乗り越えようと試みたのです。

ただし治療の中に「他人（第三者）の視点」を取り入れることには数多くのメリットがありますが，このような視点を活用するためにはさまざまな工夫を凝らさなければなりません。これから筆者が本書の中で展開する治療のアプローチに，これまでの方法との違いが多少なりともあるとするなら，それは「工夫」の仕方の違いにこそあるのだろうと思います。

　しかしそのような方法上の「工夫」を重ねることを通して見えてくるBPD患者の病理のあり方と，治療に対する反応の仕方，そして治療経過そのものは，これまでこの障害について述べられてきたものと，あるいはかなり異なる様相を呈しているかもしれません。

　それについては治療について論じる章でおいおい論じていくことにして，とりあえず第2章ではBPD患者がどうして「あのように」振る舞うしかないのか，という問題について論じることにしましょう。

第2章
境界性パーソナリティ障害患者のふるまいをどう理解するか
「コミュニケーションの病理」という視点から考える

I　BPDとコミュニケーションの病理

　BPDと聞けば、「些細なきっかけで急に怒り出したり、大量服薬をしたりする困った人々」といった、あまり好ましからぬイメージを思い浮かべる人も多いことでしょう。確かに感情的な不安定さや衝動性の高さはBPD患者の主な特徴の1つですから、こうしたイメージは必ずしも間違っているわけではありません。しかし当然のことですが、BPD患者の問題行動は「些細なきっかけ」さえあればランダムに生じるわけではありません。

　むしろほとんどの場合、そうした問題行動や症状は、ある特定の状況のもとで、この障害に特徴的なメカニズムに従って生じると言って良いのです。そして家族を含む周囲の人々が最も困惑させられるのは、BPD患者が示す症状それ自体というよりも——もちろん症状だけでも充分厄介なのですが——むしろそれらの症状がどのような状況のもとで、どのようなメカニズムに従って生じるかがよくわからないことの方なのです。

　このようなメカニズムを明らかにするためには、BPDの診断基準としてDSMで挙げられている1つ1つの症状について、個別に理解していくだけでは充分とは言えません。そこで本章ではまずBPDの病理を、DSM診断システムにおけるパーソナリティ障害全般に関する診断基準にならって、対人関係に関する問題、情動に関する問題、衝動性に関する問題、そして認知に関する問題という4つの領域に分けて説明することにしましょう。

　そしてこれら4つの領域すべての症状が発現する上で、対人関係に関する問

題が大きく関わっていることを，最近なされた研究を参照しながら明らかにしたいと思います。さらにこうした患者が示す対人関係上の問題を「コミュニケーションの病理」という視点から捉え直し，BPDの示すさまざまな病態が，広い意味での「コミュニケーションの病理」を媒介として引き起こされていることを示したいと考えています。

II　BPDの病理がみられる4つの領域

　第1章でも述べたように，障害としての位置づけも含めて，DSM診断システムがBPDに対して与えている記述の内容は，決して充分なものとは言えません。しかしBPDが示す症状についてひとわたりの説明がなされていることもあり，この障害の概略を知る上でさしあたり役立つ指針とは言えると思います。さて『精神疾患の分類と診断の手引　第5版（DSM-5）』では，以下に挙げる9つの診断項目のうち，5項目以上を満たしていればBPDという診断を下すことができるとされています。

1．現実に，または想像の中で見捨てられるのを避けようとするなりふりかまわない努力
2．理想化とこきおろしとの両極端を揺れ動くことによって特徴づけられる，不安定で激しい対人関係様式
3．同一性障害：著明で持続する，不安定な自己像または自己感
4．自己を傷つける可能性のある衝動性で，少なくとも2つの領域にわたるもの。たとえば浪費，性行為，物質（麻薬，覚醒剤，アルコールなど）乱用，無謀な運転，むちゃ食い
5．自殺の行動，そぶり，脅し，または自傷行為の繰り返し
6．顕著な気分反応性による感情不安定性（たとえばエピソード的に生じる強い不機嫌，イライラ，あるいは数時間続く不安など）
7．慢性的な空虚感
8．不適切で激しい怒り，または怒りの制御の困難
9．一過性のストレスに関連した妄想様観念，または重篤な解離性症状

ここに挙げられている診断項目を見て，さまざまな症状がとりとめなく出現しているという印象を持つ方も少なくないことでしょう。また症状が多岐にわたっているため，一見したところそれから一定の特徴を抽出することは難しいように思われるかもしれません。さらにこの診断基準の中には，それが認められない限り診断を下すべきではないとされるような，中核的項目がありません（ただしこの問題は BPD に限られるものではなく，DSM に記載されている大半の精神疾患に関して指摘されていることではありますが）。

したがってこの診断基準だけを眺めていても，おそらく BPD の全体像を把握するのは難しいだろうと思います。本章ではこの障害を多少なりとも系統的に把握するために，BPD が対人関係，情動，衝動性，そして認知という４つの領域において示す病理と関連づけながら，これらの診断項目について説明していくことにしましょう。

1．対人関係上の問題（診断基準１，２）

対人関係の病理についての研究

対人関係上の問題は BPD の主要な病理の１つであり，BPD を他の障害から識別する上で最も役立つ特徴とされています[34]。とりわけ第１番目の診断基準にあたる「不安定な対人関係」とこの診断との間には強い相関が認められ，その度合いは後に述べる「同一性の障害」という項目と並んで最も大きいことも明らかにされています[43]。

また最近チューリッヒでおこなわれた研究では，対人関係機能の不全はすべてのパーソナリティ障害に認められたものの，失調型パーソナリティ障害と，とりわけ BPD の症状が社会的交流に与えるマイナスの影響は，他のパーソナリティ障害に比べていっそう深刻なものであることが明らかにされました。さらに BPD 患者は，他のパーソナリティ障害と比べても，著しく友人関係で苦痛を感じやすく，友人と衝突しやすく，孤独感を抱きやすいという指摘もなされています[36]。BPD に特徴的な対人関係スタイルが存在し，それが患者の社会的機能に深刻なマイナスの影響を与えていることは間違いありません。

またこれまで BPD の主な表現型（遺伝子型と環境の相互作用に基づき，個人に実際にあらわれた性質）は衝動性や感情不安定性であるとされ，対人関係

上の問題はそこから派生した症状にすぎないものとみなされてきましたが，最近なされた研究はそのような見方にも疑問を呈しています[35]。いずれにせよ対人関係に関連した症状が治療上の重要な問題であり，この領域に対して独自の治療的対応がなされる必要があることは明らかです。

さて対人関係の問題に関連した項目である診断基準の1と2は，実際には相互に密接に結びついたものとされているため，ここではまとめて論じることにしましょう[31]。これらの基準はBPD患者が他人と親密になりたい，他人の関心を引きたいと強く望みながら，その一方で他人から拒絶される，あるいはいわゆる「見捨てられる」のを同じくらい強く恐れるという，一見したところ矛盾した奇妙な対人関係スタイルを持つことについて述べたものです。

BPD患者は自分にとって大切な相手——世話を焼いてくれるような，あるいは保護してくれるような相手——を，もし満足を与えてくれるなら理想化し，そうでなければ価値下げをおこなう傾向があります（後に述べるように，このような病理の対象となるのは，実際には必ずしも大切な相手とは限らないのですが，ここでは一応「公式見解」に従っておくことにしましょう）。他人に対する理想化から価値下げへの態度変更は，こうした患者が相手から拒絶された，あるいは「見捨てられた」と感じた際に，しばしば急激に生じますから，いきおいこうした患者の対人関係は不安定で激しいものとなってしまうのです。

人間は社会的動物ですから，こうした患者が他人と親密になりたい，他人と関係を持ちたいと望むのは当然のことと言って良いでしょう。すなわちBPDの対人関係スタイルに特徴的であり，またBPDの病理を引き起こすのに与っているのは「拒絶される」あるいは「見捨てられる」ことに対する恐れであるということになります。ただしこうした患者が，他人から「見捨てられる」「拒絶される」のを恐れていると言う時，必ずしも通常の意味でそう言っているわけではないことに注意すべきでしょう。

なぜならBPD患者がいわゆる「見捨てられ」や「拒絶」について語る時に問題になっているのは，大半の場合には決して大きな出来事ではないからです。むしろそのような状況で実際に起こっているのは，治療者や家族からすると微妙で些細に見えるような，予想外の出来事（変化）の積み重ねなのです。さらにそうした変化が最も起こりやすいのは，当然ながら〈物〉との関係ではなく，

〈人〉と関わる場面においてであることも記憶にとどめておいてください。

具体的に言うなら，これは以下のような状況を指します。相手の返してきた言葉が患者の予想外のものであったこと，面白いつもりで語った話がウケなかったこと，3人以上で話していた時に患者の発言が流されてしまったこと，患者にはよく意味のわからない言葉をかけられたこと，患者の姿を見た時に相手がフッと笑った，あるいは笑ってくれなかったこと，患者が喋ったことにより相手の表情，口調，視線に予想外の変化が生じたことなどです。こうした一見したところ小さな出来事の数々が，患者にとって大きな苦痛が生じるきっかけになってしまうのです。

またさきに述べたように，このような出来事（変化）が生じる相手は，必ずしも患者にとって「大切な相手」であるとは限りません。初めて入ったレストランで，店員が挨拶してくれなかったとか，スーパーの狭い通路で見知らぬ相手が道を譲ってくれたので，お礼に会釈しようとしたら，相手が目を合わせてくれなかったといった状況でも，BPD患者が絶望し大騒ぎをする引き金となることは珍しくないのです。

BPD患者はコミュニケーションのつまずきに弱い

こうした出来事は患者によって「相手から拒絶された」といった表現で語られることが多いのですが，むしろ〈コミュニケーションのつまずき〉と呼んだほうが正確な実態を捉えており，治療をおこなう上でも有益であるように思われます[54, 55]。BPD患者が他人から「見捨てられる」のを避けようとして必死になるというのは，他人との間で〈コミュニケーションのつまずき（自分と他人の違いが明らかになった，「えっ？」という状態）〉が生じるのを必死に避けようとすることに他なりません[注]。

しかし現実にはわれわれが他人とコミュニケーションをおこなう上で，いつもどこかで通じ合わない領域を持つことは決して避けられないでしょう。し

注）これはパーソナリティを構成する要素（パーソナリティ特性：personality trait）の中でも，BPDとの関連が取り沙汰されることのとりわけ多い，神経症傾向（neuroticism）と関連している可能性が高い。たとえばハーシュとインツリクトは，神経症傾向の高い人物が未知のものや不確実なものに接した場合，ネガティヴなものごとを経験した場合よりも，さらに感情的に混乱をきたしやすいことを明らかにしている（Hirsh JB & Inzlicht M：The devil you know: Neuroticism predicts neural response to uncertainty. Psychological Science, 19: 962-967, 2008）。

がって〈コミュニケーションのうまずき〉が生じるという苦痛，すなわち自分と他人の違いが明らかになってしまうという苦痛は，われわれが他人と有意味なコミュニケーションをおこなうために，どうしても支払わなければならない代償ということになります。普段われわれが何ということもなく——場合によっては楽しそうに——コミュニケーションを行っているのは，そこに苦痛やストレスが存在していないからではなく，他人とともに生きていくためにはそれらの苦痛を受け入れ，慣れていくほかはないからです。

しかしBPD患者は対人関係で必然的に生じる〈コミュニケーションのうまずき〉を受け入れて耐える力，そしてそれを乗り越えてさらにコミュニケーションを志向していく力が極めて乏しいのです。そのため彼らは他人とコミュニケーションをおこなう場合，どうしても以下のような2つの両極端の方向に向かうことになりがちです。

1つはうまずきのない，なめらかなコミュニケーションをひたすら志向するという方向であり，もう1つは他人とコミュニケーションすること，関係を持つこと自体を，しばしば暴力的に断ち切ろうとする方向です。そしてこれら2つの方向に向かうというパターンは，これから説明するような形でBPDにみられるさまざまな問題を引き起こすことになります。

まず1つ目の「うまずきのない，なめらかなコミュニケーションをひたすら志向する」というパターンから説明することにしましょう。これは相手との会話をスムーズに「流す」よう心がけ，相手から異論が出にくくなるように，そして自分も相手に異論を差し挟まないように，できる限りその場の雰囲気を壊さず，波風を立てないような会話を心がけるという方法で対処していくことです。

これは人間がコミュニケーションをおこなう場合の，1つの重要な対処方法であることは間違いありません。しかしBPD患者がコミュニケーションをおこなう場合のように，この方法に重きが置かれ過ぎると，たとえば「友人と2人で食事に行こうと相談をしているうちに，自分の一番行きたくない店で食事をすることに賛成してしまう」といった，患者自身にとって不都合な事態がしばしば生じることになります。

当然ながらその後も友人関係が無事で済むことは比較的まれであり，往々に

して「他人とコミュニケーションすること，関係を持つこと自体を，しばしば暴力的に断ち切る」という第2のパターンへと移行するわけです。彼らの対人関係が不安定で激しくなってしまうのも当然でしょう。

〈人〉からものを学ぶことに伴う苦痛に耐えることができない

しかしおそらくこのような事態が生じること以上に深刻なのは，BPD患者がこれら2つのパターンのコミュニケーションを積み重ねていく結果として，〈人〉からものを学ぶことの苦痛に耐える能力，逆に〈人〉から自分の気持ちや考えについて学ばれることの苦痛に耐える能力が，しばしば大きく損なわれてしまうことの方かもしれません。他人との間で〈コミュニケーションのうまずき〉が生じるのを必死に避けようとし，もし生じてしまったらコミュニケーション自体を断ち切ること。それは「相互理解を目的とするようなコミュニケーション」がなされる絶好のチャンスを逃すことに直結してしまうからです(ちなみに相互理解を主目的としない，「コミュニケーションすること自体を目的とするようなコミュニケーション」も存在しており，さきに述べた「うまずきのない，なめらかなコミュニケーション」がそれにあたります)。

言うまでもないことですが，私たちが他人の気持ちについて想像することができる範囲，あるいは他人が私たちの気持ちについて想像することができる範囲には，おのずから限りがあります。われわれは同じ世界に住んではいますが，必ずしも同じ意味のもとに暮らしているわけはないからです。自分にとっては悲しく感じられる出来事が，他人にとっては可笑しく感じられることもあるでしょうし，自分は共感して微笑んだつもりが，他人には嫌味と受け取られることだって決して珍しくはないでしょう。

〈コミュニケーションのうまずき〉が生じる瞬間とは，自分の思い込みが他人によって突き放され，崩されていく瞬間にほかなりません。当然ながらそれには少なからざる——他人から見捨てられるような——苦痛が伴うことでしょう。しかしもし相互理解をコミュニケーションの目的とするなら，この瞬間は絶好のチャンスと言っても良いはずです。

自分の他人に対する理解にはまだ多くの欠落があることがわかったわけですから，あとはその欠落を埋める努力をするだけで良いからです。実際われわれの多くはこのチャンスを活かして，他人について多くを学んだり，他人によっ

第2章 境界性パーソナリティ障害患者のふるまいをどう理解するか 33

て自分のことを<u>学ばれたり</u>しているわけでしょう。そして残念ながらBPDの患者は，この大切なプロセスが起動するのを必死で回避してしまう傾向がみられるというわけです（この問題については「学び／学ばれる関係」の不成立として，第4章で改めて取り上げます）。

これは「他人から見捨てられる」のを必死に恐れているはずの人物が，どうして頻繁に他人とトラブルを引き起こしてしまうのか，という誰もが抱くであろう疑問とも密接に関わる重大な問題です。ちなみにこれはBPD患者自身にとっても納得がいかないらしく，「自分くらい他人に気を遣っている人間はいないのに，ちっとも対人関係がうまくいかないのはどうしてだろう」といった悩みを訴える患者は少なくありません。

そしてBPD患者が<u>彼らなりに</u>「対人関係に人一倍気を遣っている」というのは，筆者の経験から言っても決して嘘ではないのです。しかしおそらくBPD患者と関わりを持った人の中で，彼らが<u>普通の意味で</u>「他人に対してよく気遣いのできる人」だという印象を持つ人はあまりいないのではないかと思います。また彼らがどれほど一生懸命に気を遣っても，場合によっては一生懸命に気を遣えば遣うほど，対人関係はこじれていく傾向があるのです。これはどういうことなのでしょうか。

この問題に関しては，これまで「BPD患者は対人関係に対処するためのスキルに乏しいから」といった，ごく一般的な説明がなされてきました。リネハンのように，対人関係能力向上のために開かれている一般の人たち向けのセミナーに通うよう，患者に勧める治療者も少なくありません。しかしそもそもきちんと通い切れるかという問題は措いておくとしても，筆者はBPD患者がこのようなセミナーから大きな治療的メリットを得るのはとても難しいだろうと思います。なぜなら問題はこうした患者が示す「他人への気の遣い方」にあるというよりも，むしろ他人に気を遣うために必要とされる，基本的データ収集の時点ですでに失敗している点にあるからです。

たしかにBPD患者は自分が想像することができる範囲の「内部」における他人の気持ちに関する限り，しばしば過敏といって良いくらい関心を示し「気を遣う」傾向があります。そしてその「気の遣い方」が，ある程度の割合で「当たる」ことがあるのも事実です（そのような場合に示す，こうした患者の細や

かな優しさは，家族や恋人，親しい友人などがよく賞賛するところです）。しかしすでに述べたように，彼らは「他人が他人である由縁であるところのもの」，すなわち自分が想像することができる範囲の「外部」における他人の気持ちに気付くという苦痛に耐えることが難しく，その経路を遮断してしまう傾向があるのです。

　ことはコミュニケーションの問題だけにとどまりません。これまでに述べたように，BPD 患者には〈人〉から**ものを学ぶことの苦痛に耐える能力**，そして自分の気持ちや考えを〈人〉に**学ばれることの苦痛に耐える能力**が極めて乏しいのですが，これは他人と接する際に必要とされる常識的知識や常識的なふるまい方――たとえば**普通の気の遣い方**――を彼らが身につける上で，しばしば大きな妨げとなってしまうからです。もともと常識とは基本的には書物から学ぶものではなく，個々の現実的な事例に対して他人から「それは違う」「こうするものだ」などの指摘を受けること――これは〈コミュニケーションの**つまずき**〉の中でも最も苦痛の大きなものの1つでしょう――を通して身につけるほかないものであるという性質を持っています。

　当然ながら BPD 患者はそれをできる限り避けようとしますから，彼らがしばしば驚くほど常識に乏しいだけでなく，**常識を身につける（学ぶ）能力それ自体に乏しい**のは無理もないことだと言えるでしょう。そして常識が乏しいというだけならともかく，常識を学ぶ能力が乏しいというのは，こうした患者が学校や会社といった共同体に入っていく上でしばしば大きな，場合によっては致命的と言って良いほどのマイナスの影響を与えることになります。

　また微妙で些細な出来事に対してバランスの取れた判断を行い，対処するためには常識（普通であればものごとをどのように捉えるかに関する大まかな枠組み）が必要とされますから，以上のようなメカニズムは，患者にとって〈コミュニケーションの**つまずき**〉をより起こさせやすくするという悪循環をもたらすことにもなってくるのです。

2．情動に関する問題（診断基準の6，7そして8）

対人関係上のストレスが気分変動を引き起こす

　BPD 患者が示すさまざまな症状の中でも，感情の強烈さ，不安定さ，そし

て振れ幅の大きさは,とりわけ厄介なものの1つです。こうした患者の感情はプラスマイナスいずれの方向にも振れやすいのですが,とりわけ敵意,恐怖,そして悲哀感といったマイナスの感情に関して変動する幅が大きく,なかでも敵意に関して極端な変動が認められる傾向があります[93]。

こうした症状に強い印象を受けた研究者たちの中には,BPDがうつ病や双極性障害と同じような感情調節障害を基盤に持つと考えた者もいました[4,5,87]。もしこれが事実であれば,BPDに対して抗うつ薬や気分安定薬が有効である可能性があるということになるでしょう。しかし実際には,うつ病にパーソナリティ障害が併存している場合,抗うつ薬が示す効果は著しく乏しくなることが知られているのです[66]。また気分安定薬がBPDの感情不安定性に対して充分な効果を示すこともありません[37,38,61]。

他方で最近なされた,BPD患者の精神生理学的反応を24時間モニターしたフィールド研究では,彼らの感情を喚起したり感情不安定性を引き起こす上で強力な引き金となっているのは,さまざまな社会的状況であることが明らかになりました[22]。ちなみに引き金となる社会的状況としては,「他人からの拒絶」「孤独であること」そして「失敗すること」といった,対人関係やコミュニケーションに関わるようなものが最も代表的とされ,この3つだけで出来事全体の39%を占めることが明らかにされています[85]。こうした研究がなされたこともあり,最近ではBPD患者が示す気分変動は,対人関係上のストレスなどに対する反応的な色彩の強い,より短時間で一過性のものとして,双極性障害などでみられるものとは区別されるようになってきています。

怒り・不安・空虚感

感情不安定性と並んでBPD患者と関わる人々を悩ませるのは,こうした患者が示す激しい怒りでしょう。こうした怒りのあらわれ方はさまざまです。嘲笑的,否定的な発言ばかりを繰り返すという程度で済むこともありますし,あからさまな暴言,さらには身体的暴力に至る場合も少なくありません。主として対人関係上のストレスを感じた時,とりわけさきに述べたような〈コミュニケーションの**つまずき**〉が生じた時などに,こうした患者はしばしば怒りをあらわにすることがあります。こうしたストレスは,おおむね日常的で些細な出来事をきっかけとして生じますから,たとえ口に出すことはまれであるとして

も，多くのBPD患者が「自分はほとんどの時間に怒りを抱いている」と感じているのも無理はありません[31]。

また怒りの感情が目につきやすいために陰に隠れがちですが，こうした患者は必ずしも怒りの感情だけに悩まされているわけではありません。実際にはBPD患者が怒りの感情にとらわれている時には，それと並行して不安感，悲哀感といったマイナスの感情にも悩まされている場合が多いことが知られているのです[76]。またこうしたマイナスの感情は，不安感から悲哀感や怒りへ，悲哀感から不安感へといった形で相互に移行していくことも明らかになりました。そして怒りに先行していたのは，大半の場合には不安感だったのです。

いみじくも「見捨てられ不安」なる用語が存在しているように，BPDの患者は他人が自分のことを拒絶している，要求を満たしてくれない，無視しているといった，対人関係にまつわる不安に対して極めて過敏です。こうした対人関係やコミュニケーションに関連した社会的状況が，BPD患者が大きなトラブルを引き起こす引き金となっている可能性があることに対して，家族や治療者は充分に注意しておく必要があります。

慢性的な空虚感は，BPD以外の精神疾患では26〜34％にしかみられないのに対して，BPDでは71〜73％の患者にみられるとされています[30, 42]。その意味でこの基準が持つ臨床的意義が大きいのは事実なのですが，他方でこれまで「空虚感」という言葉が何を意味しているのかを定義したり，評価したりするのが難しいと考えられてきたのも事実です[42, 95]。

その臨床的意味を明らかにすることを目的として最近おこなわれた研究では，空虚感は「退屈さ」とは縁遠い感覚であり，むしろ絶望感や寂しさ，孤独感といった感情と密接に関連していることが明らかになっています[50]。実際こうした患者が，たくさんの人がいる部屋にいても，あるいは友人や家族に囲まれていてさえ，「自分は完全に独りぼっちだ」「空しい」と訴えることは珍しくありません。すなわち空虚感は単なる「退屈さ」などではなく，対人関係やコミュニケーションの問題とも密接に関わるような，情動に関する問題であるという理解をしておくことが重要です。

これまでに述べてきたことからもわかるように，空虚感は抑うつ症状と強い

関連を持つ症状です。「空しい」という訴えは，一見したところさして深刻な悩みであるようには聞こえないきらいがあります。しかし空虚感と絶望感は密接に関連しており，自殺行動に先立ってしばしば空虚感の訴えがみられるという報告もありますから，こうした患者にみられる「空しい」という訴えを軽く見過ぎることは禁物でしょう[10, 80]。

3．衝動性に関する問題（診断基準の4と5）

衝動性とは何か

　BPD患者にはさまざまな衝動的行動がみられます。実際にどのような行動がみられるかは後で述べるとして，まず「衝動性」とはどのようなことを意味しているかから説明することにしましょう。一般に衝動性とは以下のような3つの特徴を持っています。第1にこれは――ある1つの行為ではなく――繰り返しなされる**行動のパターン**（素質 predisposition）であること。第2に自分の行為がもたらす結果について意識的によく考える前に，**性急かつ無計画**に行動してしまうこと。そして第3に長期的には**どのような結果がもたらされるかについて考慮しない**ことです[65]。

　またどのような経緯で衝動的行動に至るかに応じて，衝動性は以下の5つのタイプに細分化されています[16, 17, 94, 98]。第1のタイプであるプラスの衝迫（positive urgency）は，強いプラスの感情を経験した時に，第2のタイプであるマイナスの衝迫（negative urgency）は，逆に強いマイナスの感情を経験した時に，それぞれ向こう見ずな行動に出る傾向があることを意味しています。

　第3のタイプである計画性の欠如（lack of planning）とは，注意や配慮をせずに行動してしまう傾向を意味しており，第4のタイプである忍耐力の欠如（lack of perseverance）とは，退屈に耐えられないこと，あるいは気を逸らすようなものがあっても集中し続ける能力に欠けることを意味しています。第5の衝動性のタイプとして，興奮を追い求めること（sensation seeking）が挙げられます。これは字義通り新しいスリリングな刺激を探し求める傾向を意味しているのです。これら5つのタイプの衝動性は，実際には以下のような形でBPDにみられることになります。

　BPDにみられる衝動性の中でも，おそらく最もトラブルのもととなること

が多いのは、マイナスの衝迫でしょう。多くの場合には対人関係に関する問題、とりわけ他人との間に〈コミュニケーションの${}^{•}$う${}^{•}$ま${}^{•}$ず${}^{•}$き${}^{•}$〉が生じるような状況と関連して、こうした患者にはしばしば不安や怒りといった強いマイナスの情動が生じる傾向があります。そしてそこから攻撃的行動、自殺企図、アルコールや薬物の乱用、危険な性行為、むちゃ喰いなどの不適応行動、あるいは軽はずみな判断といった問題行動が引き起こされてしまうのです。

　他方でこうした患者にプラスの衝迫がみられることも、決して少なくはありません。薬物の乱用、乱脈な性行為がプラスの感情に基づいて引き起こされることは珍しくありませんし、「調子に乗った軽はずみな言動」という形で、プラスの感情に基づいて対人関係上のトラブルが——しばしば本人が意識しないうちに——引き起こされていることも意外に多いものです。また計画性や忍耐力が欠如していれば、当然ながらBPD患者が学業や仕事を地道に辛抱強く続けることの妨げとなることでしょう。さらに興奮を追い求めたあげく、向こう見ずな運転をしたり、乱脈な性関係を持ったり、ギャンブルにはまる患者も決して少なくありません。

　これまでに説明した5つのタイプの衝動性に対しては、それぞれ少しずつ異なった形の治療的対応がなされることが望ましいとされています[98]。したがってこれらを一応区別しておくことは有益でしょう。しかし実際には多くのBPD患者が、多かれ少なかれこれら5つのタイプの衝動性を併せ持っている場合が多いことを銘記しておくべきです。

自殺企図・自傷行為

　繰り返される自殺企図、自殺のそぶりや脅し、あるいは自傷行為は、BPD患者が示す行動の中でも際立って特徴的なものです。とりわけBPD患者がどのような時に、どれほどの頻度で自殺してしまうのかは、臨床家だけでなく、こうした患者に関わりを持つすべての人にとって関心を持たずにはいられないテーマでしょう。

　BPDの長期予後について調査した研究の大半は、この障害の自殺率が約10％に及ぶことを示しています[72,73,75,90]。この自殺率は統合失調症において、あるいは大うつ病において報告されている自殺率に匹敵するものです。

　また自殺者の遺族などから、亡くなる前の本人の状態や周囲の状況を詳

細に聴き取り，自殺が起こった原因や動機を明らかにしていく心理学的剖検（psychological autopsy）研究によれば，自殺した人物の25％から33％はBPDの診断基準を満たすことが明らかになっています[77, 79]。

他方で長期予後研究から得られた，BPD患者が実際に自殺してしまう年齢に関する知見は極めて興味深いものでした。BPD患者が自殺を考えたり試みたりすることが最も多いのは，この障害の経過の初期にあたる20代であることはよく知られていますが，彼らが実際に自殺してしまうのは，少なくとも30代に入ってから——おそらく30代半ば以降——であることが明らかになったのです[73, 90]。

いささか逆説めいた言い方に聞こえるかもしれませんが，これらの研究からわかることは，医療関係者や家族を含む周囲の人間が最も自殺を警戒する時期に，BPD患者が自殺してしまうのは比較的まれだということです。またこれは本当に自殺してしまう危険があるのは，有効な治療がなされることなく——したがって充分な社会的能力を身につけることもないままに——年齢を重ねてしまった患者だということをも意味しているでしょう。

繰り返しなされる自傷行為は，BPDのもう1つの特徴的な症状です。最も一般的な自傷行為の型は切傷ですが，打撲，火傷，頭を打ちつけること，あるいは噛みつくこともまれではありません。自傷行為が果たす役割にはさまざまなものがあると考えられています[49]。

対人関係やコミュニケーションとの関連で生じる，強い不快な情動を一時的に和らげられるという情動調節作用は，その中でも最も代表的なものと言えるでしょう[12, 23, 29, 60]。このメカニズムは，自傷行為が繰り返しなされる傾向があり，時に嗜癖行動化するに至るのはなぜかを説明する上で役立つかもしれません。その他にも他人から面倒をみてもらいやすくなること，あるいは象徴的な形で自分自身に対する怒りを表現することなど，自傷行為はさまざまな機能を果たしていると考えられています。また自分の身体を傷つけるという行動が社会的感化，すなわち他の患者との接触あるいはメディアを通して広がっている可能性も充分に考えられます[69]。

自傷行為と自殺との関連については気になる方も多いことでしょう。自傷行為はとりあえず自殺を目的とした行為とは異なったものです。また幸いなこと

に，自傷行為をおこなう患者のほとんどは，実際に自殺してしまうことはありません。したがって自傷行為がみられたからといって過剰に心配したり，すぐに入院させたりするには及ばないでしょう。

しかし自傷行為の既往がある場合に，自殺の危険が著しく増大するのは事実ですから，軽く見過ぎないように注意する必要はあると思います[15, 21]。すなわち自傷行為に対しては「重く見過ぎないように，しかし軽く見過ぎないように」というのが基本方針ということになるでしょう。

さらに衝動性と関連している可能性のある，気になるデータが存在しています。BPD患者は約10%という自殺率を示すのに加えて，健常者よりも著しく高い早期死亡率を示すことが明らかになっているのです（パリスとツヴァイク-フランクの研究では約8%，ストーンの研究では約13%）。これは長期的にみると18%から21%ものBPD患者が，自殺あるいは「自然経過」によって，年齢に不相応なほど早く亡くなるということを意味しています[73, 88]。

適切な治療的介入や指導を受けない限り，BPD患者が生活習慣と関連したさまざまな疾患を予防し，性感染症や事故などのリスクを避けられるような，健康的な社会生活を維持するのはとても難しいでしょう。BPD患者と関わりを持つ人々は，自殺の危険ばかりに目を向けるのではなく，このような日常生活に潜む危険に十分に留意し，できる限りそれを回避するための介入をおこなう必要があります。

4．認知に関する問題（診断基準の9）

DSMの第4版が1994年に公にされ，ストレスと関連した一過性の——多くの場合には数分から数時間で消失するような——妄想様観念あるいは解離症状が，9番目の診断基準として追加されて以来，これらの症状はBPDの主な特徴の1つとみなされるようになりました。

コミュニケーションにつまずきが生じた時，すなわちいわゆる「見捨てられ」ることに対する恐れを感じたり，対人関係上のストレスを感じたりした際に，こうした人たちは疑い深くなり，誤った信念を抱いたり，他人の意図を歪曲して受け取ってしまうことがしばしばあります。

またそうしたストレスを感じた際に，現実感を失ってしまったり，感情が麻

痺したり，離人症状（自分が自らの心や身体から引き離され，ただの傍観者になっているような感じ）を示す患者も少なくありません。これらの症状の引き金となるようなストレスの多くは，日常生活の自然な流れの中で常に生じているような，些細でありふれたものであるという点に特徴があります。そして日常生活で生じるストレスに対してBPD患者が示す脆弱性は，健常者はもとより他の精神疾患やパーソナリティ障害と比べても際立ったものである可能性があるのです[27, 86]。

　たとえば日常的ストレスと解離症状との関連について，携帯用情報端末を用いて48時間にわたりモニターしたフィールド研究によれば，BPD患者は健常者だけでなく，大うつ病やパニック障害の患者と比べてもより多くの解離症状を示し，また解離の程度もより重篤である傾向が認められました[86]。

　同じような研究計画に基づいて，日常的ストレスと精神病症状との関連について6日間にわたりグレーザーらが調べた研究から得られた結果もまた，ストレスに対するBPD患者の過敏性を裏付けるものでした[27]。BPD患者が日常的ストレスに対して精神病的反応を示した頻度は，健常者やC群パーソナリティ障害（不安や恐怖心を示すようなタイプのパーソナリティ障害）が示した精神病的反応の頻度を大きく上回っていたのです。

　また日常的なストレスをきっかけとして，精神病患者の症状が，場合によっては数時間単位で消長を繰り返すというパターンは，比較的最近になって明らかにされた現象ですが，BPD患者がストレスに対して示した，精神病を思わせるような症状の増悪の割合はそれよりもさらに大きなものでした。

　さらにBPD患者が示した症状の中には，妄想様観念だけでなく幻覚（とりわけストレスと関連した一過性の幻聴）などの，さまざまな精神病的症状が含まれていたのです。そのためグレーザーらは，BPDにみられる現実検討能力の障害は，現行のDSMにおける「ストレスと関連した妄想様観念」ではなく，「ストレスと関連した精神病（stress-related psychosis）」と呼んだほうが良いかもしれないと述べています。

　誤解のないように申し添えておくなら，BPD患者が示す「ストレスと関連した精神病」の症状が，たとえば統合失調症などでみられる精神病症状とは質的にかなり異なったものであることは間違いありません。BPD患者の現実検

討能力は，たとえストレス下で一時的に低下することはあっても，持続的に失われてしまうことはありませんし，対人関係やコミュニケーションの問題が改善されたり，患者の世話を焼いてくれるような人物があらわれたりすれば速やかに回復するのが常だからです。

しかしこうした患者が精神病的な症状を示すのは，まれでないどころかむしろありふれていること，そしてそのきっかけとなるのは日常生活における些細なストレスであることを認識しておくことは，BPD 患者と関わりを持つすべての人々にとって重要だろうと思います。

5．同一性の障害（診断基準の３）

これまでに挙げた４つの領域にまたがる症状に加えて，BPD には以下のような症状がしばしば認められます。それは自分がどのような価値観を持っており，どのような目標を持つか，そしてどのような友人と交わり，どのような職業に就きたいかといった，本来であれば自分の人生を方向づけるはずのものを，いともたやすく投げ捨てて次から次へと乗り換えていくという傾向がみられることです。

こうした症状は「同一性の障害」と呼ばれており，BPD 患者に最も多く認められる症状の１つであるとされています[44]。しかしこの症状について論じることには独特の難しさが付きまといます。たとえば情動や衝動性に関する障害は，たやすく観察したり評価したりできるような，さまざまな行動について述べたものであるのに対して，同一性の障害は患者の報告に基づくほかはないような，患者の心の内的な状態について述べたものであるためです[41]。

それでも数は多くありませんが，この障害を症候面から記述的に捉えようと試みた研究は存在します。そうした研究によれば，同一性の障害が関連している可能性があるとされる症状や病態は，以下のような広い範囲に及ぶとされました[2, 3]。それは現実的な長期的目標を立て，それを達成しようと努力し続ける能力の乏しさ，過去と現在と未来とを主体的に統合する能力の乏しさ，自分が首尾一貫していないという感覚，自分を安定させるために外部の対象に著しく依存してしまうこと，空虚感，無意味さ，あるいは疎外感を感じること，自己破壊的行動，自分のジェンダー，未来，そして価値観について深い混乱に陥

ること，そして成熟した規範や理想に基づいて自己を形成できないことです。一見して明らかなように，これらの症状はBPDの病理と大きく重なっています。同一性の障害という診断項目が，BPDを最も特徴付ける基準の1つとみなされてきたのも当然でしょう。

　他方で同一性の障害という言葉が何を意味しているのかに関して，広く受け入れられるような定義がなされているわけではないのもまた事実です。対人関係やコミュニケーション能力に関わる問題，記憶に関する機能不全，解離や衝動性など，さまざまなものがこの病理と関連している可能性があると指摘されてきましたが，この障害が発生するメカニズムについても充分に明らかにされているとは言えません。

　これはもともと個人の同一性が，その時代の文化が持つさまざまな要素と密接に関連し，それに基づいて形成されるという性質を持つことも一因でしょう[43,44]。社会のまとまりが弱くなり，個人の自由が極端に重視される現代社会では，BPDに代表されるような同一性の障害に陥りやすい人々にとって，社会に適応できるようなやり方で振る舞う方法を見出すのは，かつてないほどに難しいのかもしれません。

Ⅲ　治療との関わり

　これまでに述べてきたことをまとめた上で，それが治療とどのように関わりを持つかについて簡単に説明しておくことにしましょう（図1）。BPDの患者には対人関係に関する問題，情動制御に関する問題，衝動性に関する問題，そして認知に関する問題という4つの領域において病理が認められます（すでに述べたように，「同一性の障害」という症状はうまく定義されていませんから，あえて言うならこれら4つの領域のすべてとゆるやかに繋がっていると言えるでしょう）。

　そしてこれまでに説明してきたことからもわかるように，認知症状まで含めたすべての領域の病理が発現する際に——おそらくコミュニケーションの・・・・つまずきに対する脆弱さを媒介として——対人関係やコミュニケーションに関する問題が大きく与っていることが明らかになってきているのです（さらに言うな

```
            ┌──────────────────────┐
            │ コミュニケーションのつまずき │
            │ に対する脆弱さ（神経症傾向） │
            └──────────────────────┘
```

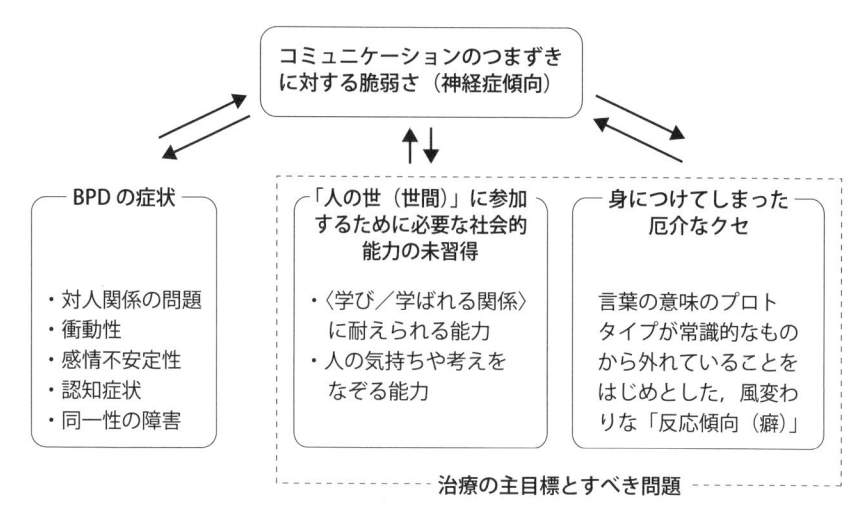

```
┌─ BPDの症状 ─┐  ┌─「人の世（世間）」に参加─┐  ┌─ 身につけてしまった ─┐
│            │  │ するために必要な社会的   │  │   厄介なクセ       │
│・対人関係の問題 │  │     能力の未習得      │  │                │
│・衝動性      │  │・〈学び／学ばれる関係〉  │  │ 言葉の意味のプロト │
│・感情不安定性  │  │  に耐えられる能力     │  │ タイプが常識的なもの │
│・認知症状     │  │・人の気持ちや考えを    │  │ から外れていることを │
│・同一性の障害  │  │  なぞる能力         │  │ はじめとした，風変わ │
│            │  │                    │  │ りな「反応傾向（癖）」│
└────────────┘  └──────────────────────┘  └────────────────┘
                 ‥‥‥‥‥‥‥‥‥ 治療の主目標とすべき問題 ‥‥‥‥‥‥‥‥‥
```

図1　「コミュニケーションの病理」という観点からみたBPD治療

ら，これはBPD患者が著しく強い神経症傾向［neuroticism］を示すことと関連している可能性が高いでしょう）[96]。

　また対人関係やコミュニケーションに関する問題は，必ずしもDSMの診断基準に挙げられているような症状が発現する場合にだけ影響を与えているわけではありません。これから本書の中で詳しく説明していくように，コミュニケーションの・つ・ま・ず・きに対して脆弱であることに起因して，BPD患者には彼らの社会的機能に対して深刻な影響を与える，以下のような2つの問題が生じることになるのです。

　1つは彼らが「人の世（世間）」に参加していく上で妨げとなるような，厄介な「反応傾向（癖）」を身につけてしまうこと（第3章，第4章を参照）。そしてもう1つは彼らが「人の世（世間）」に参加していく上で不可欠な能力を習得し損ねてしまうことです（第4章，第6章を参照）。

　BPDを適切に治療するためには，単にDSMの診断基準に挙げられているような症状に対応するにとどまらず，こうした問題に対して正面から治療的な取り組みをおこなうことが不可欠です。BPDがこれまで難治であるとされてきたのは，こうした患者が示す心理社会的機能の不全と直結したさまざまな問題について，適切な評価や対応がなされてこなかったことが関係しているので

しょう。

　他方でこれは心理社会的機能の不全に直結するような問題に適切に対処することができるなら，コミュニケーションのうまずきに対する脆弱さを改善することを媒介として，BPD患者が示す問題行動や症状を大きく減らしたり，改善させたりすることが可能であることをも意味しています。BPDの治療をおこなう際にコミュニケーション論的な視点を持つことの重要性については，次章以降で治療について論じる際に，さらに詳しく説明することにしましょう。

第Ⅱ部

境界性パーソナリティ障害患者と
関わる際の基本と治療の原則

第3章
境界性パーソナリティ障害患者との関わり方の基本
「凡人」として「豊かな語り口で」語る

　前章で述べたように，BPD 患者とコミュニケーションすることには，しばしば特有の困難が伴います。そしてこうした問題に悩まされることが最も多いのは，何といっても BPD 患者の家族でしょう。実際「本人はどうしてあんなに怒ってばかりいるのか」「本人とどう接して良いのかわからない」という悩みは，多くの家族にとって切実なものです。

　これまでこうした対応方法については，「一般的なことは言えない」などと片付けられてしまうことが多かったのですが，今ではこうした患者に対してやった方が良いこと，やらない方が良いことは，かなりの程度に明らかになっているのです[56]。本章ではこうした患者の病理に対応するために，家族や治療者ができる対応方法の基本について説明していくことにしましょう。

　大まかに言うならこれは，BPD 患者との関わりを適切な形で「枠づけ」し，周囲の人々が BPD 患者と関わっていく上での――あるいは BPD 患者が周囲の人々と関わっていく上での――共通の土俵（コミュニケーションの「スタートライン」）を作り上げるための方法です。具体的にはまず周囲の人々が，BPD 患者に対してどのような〈型〉に則って話しかけていくのが良いのかについて説明し，それが小さな子どもに語りかける場合に似た，「豊かな語り口 (redundant speaking style)」として定式化できるものであることを明らかにします。

　次に BPD 患者が話しかけてきた場合，あるいは相談をしてきた場合などに，周囲の人々がどのような〈型〉に則って応対していくのが良いかについて説明し，それが「凡人として語ること」として定式化できるようなものであることを明らかにしましょう。そしてこうした介入をおこない，「共通の土俵」を作

り上げることが，周囲の人々が患者と関わっていく上で，あるいは患者が他人と関わっていく上で，どのように役立つかについて説明したいと思います。

I 「豊かな語り口」で語りかける

1．「豊かな語り口」とは

　BPD 患者に対して話しかけていく場合，大人同士が話し合う場合のような，通常のコミュニケーションスタイルが，ほとんど用をなさないことはよく知られています。したがってこうした患者に対して適切にコミュニケーションをおこなうためには，通常とはかなり異なるコミュニケーションスタイルを用いなければなりません。そのようなスタイルを，かつて筆者は「豊かな語り口（redundant speaking style）」で語ることとして定式化したことがあります[54]。それは BPD 患者に対して話しかける場合に，周囲の人々が以下のようなコミュニケーションスタイルを用いることです。

1. 話のテンポを不自然にならない程度にゆっくりとしたものとし，言葉と言葉の間を区切って，いちいち間をとるような喋り方をすること。
2. 不自然にならない範囲で，言葉の抑揚を意識的につけ，可能であれば声のトーンもわずかに上げること。
3. 患者の言葉をそのまま丁寧にオウム返しにして繰り返し，確認していくような話し方を数多く用いること。
4. 話し手が聞き手と関わりを持つこと自体を目指しているのを明示するような終助詞「ね」「なあ」「よ」「かな」などを意図的に数多く用いること。
5. 話し手が聞き手と関わりを持つこと自体を目指しているのを示すような言葉——挨拶語（「おはよう」「いただきます」など），間投詞（「ほら」「あのね」「ああ」など），やりもらいの動作語（「あげる」「どうぞ」など）——を数多く用いること。
6. 言葉の文脈を明らかにするような動作（「ありがとう」と言うなら，いかにも感謝しているような表情や口調で，「あげる」と言うなら，いかにもあげたがっている表情や口調で手を差し伸べる，など）を多用して，言葉と動作を一致させ

ること。
7. 〈誰が（何が）〉〈どうした〉という主語・述語関係や,〈だから〉〈しかし〉などの順接・逆説関係をできるだけ省略することなく丁寧に語りかけること。

　最初の3つの介入は，主として言語を習得する以前の乳幼児に対して，養育者が話しかける時に用いることが多い，独特の喋り方——「幼児向けの話し方（infant-directed speech：IDS）」あるいは「母親語（motherese）」——を，BPD患者に対して適用したものです。「幼児向けの話し方」などという専門用語がわかりにくければ，「歌のお兄さんやお姉さんが，幼児に向かって話しかける時のような喋り方」と言っても良いでしょう。このような喋り方をした場合，幼児は通常の話し方をした場合に比べて，養育者の言葉に対してより注目しやすくなり，プラスの感情もより多く表出する傾向があることが知られています[63]。
　このような喋り方をするのは，話し手が発する言葉の意味を，聞き手ができる限り正確に受け取ることを理想とするような，大人同士の日常の対話関係にとっては「冗長（redundant）」なものにすぎないかもしれません。しかし幼児が言葉を学んでいく上で大切な基盤となる，養育者との良質な交流が成り立つかどうかは，養育者の側でこのような働きかけをするかどうかに依存しているという意味で，「非常に豊か（redundant）」なものであると言うことができるでしょう。
　4番目から7番目までの介入は，必ずしも幼児に接する場合に限られるような応対ではありませんが，これまでに述べたような意味での「豊かさ」や「冗長さ」を重視した話し方であることに変わりはありません。とりわけ4番目と5番目の介入は，話し手が言葉の意味伝達的な側面よりも，他者に対して働きかけるという社会的行為としての側面を重視していることを明示するような関わり方であると言って良いでしょう。

2．「豊かな語り口」で関わる3つの目的

　BPD患者に対して「豊かな語り口」で関わっていくことには，以下のような3つの目的があります。第1に周囲の人々が患者とコミュニケーションをし

ていく際に，互いにやりとりする言葉の持つ情報量をできる限り減らすことです。たとえば話のテンポを遅くしたり，間を取ったり，オウム返しのように繰り返したり，挨拶語を多用したりといった関わり方が，いずれもコミュニケーションの情報量を減らす効果があることは見て取りやすいでしょう。言葉の情報量が減ることにより，聞き手（患者）は話し手の言葉の意味を予測しやすくなり，逆に誤解が生じる余地は減ることになります。このように BPD 患者に対して「豊かな語り口」で語りかけることには，言葉の意味把握や判断にまつわる聞き手（患者）の負担を減らし，コミュニケーションにまつわるトラブルを減らす効果があるのです。

「豊かな語り口」で関わっていくことの2番目の目的は，コミュニケーションをすることが持つもう1つの側面である，他人に対して働きかける社会的行為としての側面を強調することです。一般的な大人同士のコミュニケーションの場合，われわれは「伝えるべき内容を，相手に正確に伝達するための努力」を心がけることはあっても，「何としてもコミュニケーションをしたいという自分の意志を，相手に伝達するための努力」を意識的にすることはあまりありません。

大人同士のコミュニケーションであれば，そのような努力を話し手の側でしなくても，多くの場合には聞き手の側でほぼ自動的に話し手に注意を向けてくれるからです。またそのような場合に，聞き手の注意の焦点は主として「話し手が何を言っているか（内容）」に向けられ，話し手が「コミュニケーションしたがっているかどうか」に向けられることはあまり多くないでしょう。

しかし BPD 患者とコミュニケーションをおこなう場合，「話し手が患者とコミュニケーションしたがっていること」を明示するような関わり方をするのがしばしば不可欠になります。なぜなら前章でも詳しく述べたように，彼らはコミュニケーションの些細な・・・・・つまずきや変化に対して極めて脆弱で過敏であるため，そのような状況は患者により「話し手が自分（患者）とコミュニケーションしたがっていない」と誤って解釈されてしまう傾向があるからです。

BPD 患者に対してこうした関わりをおこなう第3の目的として，話し手が伝えたい内容を，副次的情報——いわばコミュニケーションにとっての〈ノイズ〉にあたるもの——から分離するのを容易にすることが挙げられます。たと

えばこうした患者は，どれほど淡々とした表情や口調で「ありがとう」と言われたとしても一応相手は謝意を伝えてはいる，という事実を認知することがしばしばできません。これはBPD患者が容易に対人交流から脱落してしまう大きな理由の1つと言って良いでしょう。これを防ぐためには，たとえば話し手が患者に対して「ありがとう」と言う場合には，いかにも感謝しているような表情や口調で述べるよう心がけることを通して，言葉と動作を一致させる必要があります。

　これまで説明してきたことからわかるように，「豊かな語り口」とはBPD患者を対人交流から脱落させないようにするための関わりを，話し手の側で・ほ・ぼ・一・方・向・的・にしていくということを意味しています。このように述べると，まるでBPD患者と関わるのは，周囲の人々にとって負担ばかりが多いように思えるかもしれませんが，必ずしもそうではありません。このような語り口を用いることにより，通常の語り口を用いた場合には患者が怒り出してしまうために，あるいは過剰に落ち込んでしまうために，伝えることができないような内容を，比較的安全に伝えることができるのです。

　たとえば問題行動を改めるよう伝える時など，患者にとって耳に痛いことを伝える時には，周囲の人々が意識的に「豊かな語り口」を多用した方が，無用のトラブルを減らしやすいでしょう。また「豊かな語り口」を用いた場合，その言葉が患者にとってかなり受け入れにくい内容であっても，「ついうっかり」それを素直に受け入れてしまうといったことも起こる場合があります。すなわち「豊かな語り口」とは，コミュニケーションにまつわるBPDの病理を刺激することなく，周囲の人々が患者と継続的に関われるようにするために必要な介入方法であると言えるでしょう。

　ちなみに家族がこうした関わりをおこなった場合，患者が「馬鹿にするな」「気持ち悪い」などと反発することも少なくありません。いちおう年齢や見かけの上では大の大人に向かって「小さな子どもに話しかける時のような語り口」を意識的に多用するわけですから，患者が反発するのも無理ならぬものがあります。

　しかしこれは治療の一環としてなされる介入であり，やってもやらなくても良いようなものではないわけですから，家族は「そうかしら？」「私も歳をと

ったので早く喋れなくて」などと言い訳をしつつ，一方向的に平然と続けることが望ましいでしょう。またこのような関わりをされるのに患者が慣れて当たり前になってしまえば，むしろ「大人に対して話しかける時の語り口」を用いた場合に比べて，患者の状態ははるかに落ち着く傾向があるのです。

II 「凡人」として語る：周囲の人々の基本的姿勢

　次にBPD患者が話しかけてきた場合，あるいは相談をしてきた場合などに，周囲の人々がどのような〈型〉に則って応対していくのが良いかについて説明しましょう。それは周囲の人々が患者と接する際に，できる限り凡人として語るという方針です。もちろんわれわれの大半は，特別な個性など持たぬ凡人ですが，ここで筆者が述べているのはそのようなことではありません。BPD患者と適切な形で関わりを持とうと思うのなら，われわれは「凡人（普通のものだけが登場する普通の世界の住人）」にならざるを得ないし，なるべきであるということなのです。以下ではBPD患者に対して凡人として語るための方法について説明し，これが小さな子どもに言葉を教える時に，養育者がとる態度と基本的には同じであることを明らかにします。さらになぜこうした患者に対して，周囲の人々が「小さな子どもに言葉を教える時のような態度」をとる必要があるのかについても説明することにしましょう。

1．「凡人」として語る8つの方法

　BPD患者に対して凡人として語るとは，周囲の人々が以下のような形で患者に関わっていくことです（当然のことですが，以下に挙げる介入のすべては「豊かな語り口」を用いてなされる必要があります）。

1. 何かを描写したり，患者に指示や問いかけをしたりする場合，「個性的な」「風変わりな」言いまわしを避け，徹底的に素直に，正面から，真面目に，まっすぐに，内容に対してふさわしい形で語るよう心がけること。
2. できるだけ皮肉や比喩表現を用いるのを避けるようにし，どうしても用いなければならない場合には，患者に対してそれが皮肉や比喩であることを明示するよ

うな言葉を付け加えること。
3. 患者の話し方が舌足らずであったり，不完全であったりする場合，周囲の人々の側でその内容を推測し寄り添って「理解してあげる」のではなく，むしろ患者の表現が他人にとって理解できるレベルまで達するように「言葉で助け船を出してあげる」こと。また他人にとって理解できるような表現に，周囲の人々の助けを借りて到達することができたなら，正面から褒めること。
4. 患者の置かれた前後の状況と，患者のふるまいから判断して，「そのような時に，普通の人はどう感じるものか」について，婉曲な言いまわしを用いながらも，積極的に指摘していくこと（たとえば「こんなことがあったのだから，**普通は悲しくなっちゃう**ものだけど〜あなたはそうでもないかしら」「こういう時は，**普通なら怒りたくなる**ものだけど，まああなたがどう感じるかはわからないけど〜」などの言いまわしを多用すること）。
5. 患者と会話をする場合，周囲の人々は呼び方や言い回しを，できる限り言葉の意味のプロトタイプ（典型例：p.57-60）に沿ったものとするよう心がけること（「典型的でない」「個性的な」「風変わりな」呼び方や言いまわしをできる限り避けるように心がけること）。
6. 患者が「典型的でない」「個性的な」「風変わりな」と見える呼び方や言いまわしをした場合，周囲の人々はそれを「面白い」として受け入れたり，「理解してあげる」よりも先に，その呼び方や言いまわしが言葉の意味のプロトタイプから外れたものであることを，やんわりと指摘するよう心がけること。
7. 周囲の人々が自分自身のしていることについて，自分の置かれた状況や文脈から，自分が感じたり考えたりしてもおかしくない内容について，しばしばひとりごとを言うこと（「ああ，困っちゃったなあ」「あら間違えちゃった」「ああ，悲しくなっちゃった」など）。
8. 患者がしていることについて，周囲の人々がその状況や文脈から，常識的に感じたり考えたりしてもおかしくない内容を，やんわりと口に出していくこと（たとえば患者が怒鳴った時に「おお恐い」「そんなに怒らなくても良いじゃない」など）。

2．患者の「言葉の意味のプロトタイプ」のずれ

なぜ「凡人」として語ることが必要なのか

　さきに述べたように，これらは小さな子どもに言葉を教える時に，養育者がとる態度と基本的には同じです。ただし当然のことながら，BPD患者に対してこのような関わりが必要とされる理由は，乳幼児の場合と同じではありません。BPD患者は乳幼児と同じような意味で，「言語を修得していない」わけではないからです。それどころか国語を含む学業成績が，中学や高校時代に抜群であったというBPD患者は珍しくありません。

　しかし彼らが正常な大人と同じような意味で，充分に言語をマスターしているとみなすこともできないでしょう。こうした患者の用いる言葉には，見過ごすことができないほどの，しかし微妙な「標準的な言葉の用い方からのずれ」がしばしば認められるからです。ただしこのような「ずれ」は，国語のテストをしてみたところで，まず表にあらわれることはありません。なぜならこの「ずれ」とは，BPD患者が言葉を明確に誤用しているというよりも，「風変わりに」——うんとよく言えば「個性的に」——用いていることに由来するものだからです。

　たとえば医療関係の施設に勤務していたある患者は，禁煙区域内での喫煙を上司に注意され，「もう喫煙所以外では吸わない」と約束しました。しかし同じ場所での喫煙をさらに2回も繰り返したという理由で，その患者が上司から怒鳴られ，始末書を書くよう命じられたのは，それから1カ月もしないうちのことだったのです。ここで重要なのは，このような行動を繰り返していたにもかかわらず，本人には「職場のルールを破った」という自覚がほとんどなかったことです。なぜならこの患者によれば，世の中の「ルール」とは以下のようなものだからです。

　「私はルールを無視なんかしてない。人のいる所では吸ってないし，誰にも迷惑かけてないし，自分が良いと思ったルールにはちゃんと従っている。ルールって，守るかどうかは自分で決めるんじゃないですか？　私はそれで今までずーっとうまくやってきたのに。みんなはそうしてないんですか？」

　この患者は似たような問題で以前の勤務先を解雇されていましたから，これ

まで「うまくやってきた」かどうかは怪しいものでしょう。またさまざまな法律，囲碁や将棋といったゲームのルールなどをはじめとした，世の中のルールの大半は――属している共同体から排除される，あるいは出て行く覚悟があるというなら別ですが――「守るかどうかを自分で決められないルール」ばかりです。

　しかしこの患者と同じように，自分の思想や信念をルール化したものを指して「自分ルール」と呼ぶような用い方が，最近では少なからずなされる場合があるようです。たとえば「お金は500円までしか借りない」といったものから「自分らしく好きなことだけをする」まで，自分が自分に対してプライベートにルールだと決めたものは，他人がどう思おうがルールなのだ，というわけです。

　この患者は，世の中に「守るかどうかを自分で決められないルール」があることを理解できないわけではありません。守るかどうかを自分で決めようとして，ひどく叱られたことが何度もあり，少なくとも叱られた時だけは「恐いので」それに従ってきたからです。しかしこの患者にとって，典型的なルールとは「守るかどうかは自分で決める」ようなタイプのものなのです。

　逆にこの患者の上司をはじめとした世の中の大半の人々も，世の中に「守るかどうかは自分で決める」ようなタイプのルールが存在し得ることを，必ずしも否定はしないでしょう。ただしほとんどの人にとって，典型的なルールとは「守るかどうかを自分で決められない」ようなタイプのものであることは論を俟ちません。

　これはわれわれがルールという言葉を適切に用いるためには，単に「ルールと呼ばれる可能性があるもの」を，そうでないものから識別できるだけでは不十分であることを意味しています。むしろ最も重要なのは，どのようなルールが典型的な「普通のルール」であり，どのようなルールが典型的でない「変わったルール」なのかを識別できる能力でしょう。認知言語学ではそうした典型例を「プロトタイプ」と呼び，ある言葉の意味を把握しているかどうかは，その概念のプロトタイプを適切に把握しているかどうかに依存すると考えます[67, 68, 91]。

　ここで注意しなければならないのは，たとえばどのようなルールをプロトタイプとするかによって，同じ「ルール」という言葉を使っていても，その意味内容が異なってきてしまうことです。この患者はルールという言葉のプロタ

イプを,「守るかどうかは自分で決めるようなルール」であると捉えていたために,「ルールを守っていた」にもかかわらず,社会的にさまざまなトラブルを引き起こすに至ったというわけです。

患者の「言葉の意味のプロトタイプ」を常識的なものへ設定し直す

必ずしも言葉の誤用とは言えないような,このような「標準的な言葉の用い方からのずれ」は,大きなトラブルを引き起こすかどうかは別にして,実際にはBPD患者がおこなうコミュニケーションの中で頻繁に生じています。BPD患者と関わる人々がしばしば感じる,いわく言いがたい違和感は,ほとんどの場合にはわれわれとこうした患者との間にある,言葉の意味把握に関する大小の「ずれ」に起因しているのです。(これはたとえば「ルールを守れ」と言われた時に,こうした患者には変わった反応をする傾向［癖］があるということです［第4章を参照］)。

また当然ながらこうした意味把握の「ずれ」は,BPD患者がおこなう対人交流の中で多発している「コミュニケーションのつまずき(第2章を参照)」を,さらにいっそう引き起こしやすくするという,深刻な結果をもたらすことにもなります。したがってBPD患者の治療において,言葉の意味のプロトタイプ(典型例)を常識的なものへと設定し直すという作業は,いずれ不可欠になると言って良いでしょう。ただしこうした場合に患者に対して,言葉の意味把握が「ずれている」「変わっている」という指摘をおこなったところで,患者が傷ついたり憤慨したりするだけの話で,それが治療に役立つことはまずありません。

なぜなら患者の言葉の使い方は「変わっている」だけであって,「間違っている」わけではないからです。また「言葉の意味のプロトタイプを設定し直す」とは,患者が言葉を使って生きていく上での基準となる軸をずらすことに相当するため,仮に患者がやろうと意図したところで,自力でたやすく実行できるようなことではないからです。

それじゃあ言葉の意味のプロトタイプを設定し直すなんて不可能じゃないか,と思う人もいるかもしれません。確かに患者と議論したり,説得したりすることによって修正するのはまず不可能です。しかし言葉の意味のプロトタイプを設定する,あるいは設定し直すという作業は,人間が社会的営みをおこなっていく上で,実際には少しも珍しいことではありません。小さな子どもに言

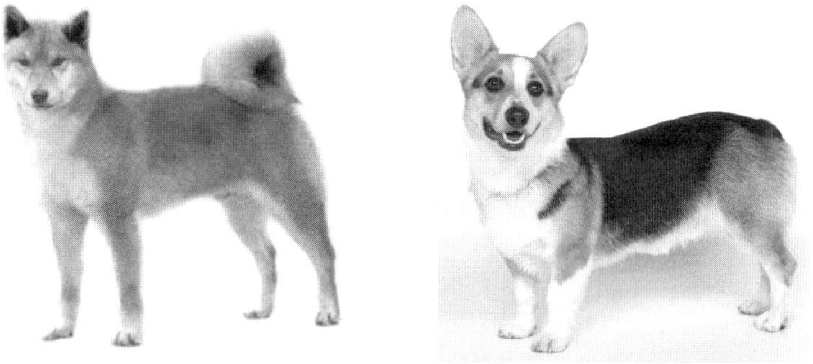

a. 柴犬（犬のプロトタイプ）　　　b. コーギー・ペンブローク
　　　　　　　　　　　　　　　　（尻尾のない変わった犬）

図2

葉を教える時のことを考えてみればわかるように，言葉を習得する途上にある子どもと養育者との関わりは，むしろそのような作業の繰り返しと言ってもよいくらいです。これは具体的には以下のようなプロセスを指しています。

　幼児を連れた母親が，散歩中の犬を指して「ほらワンワンよ」と子どもに教えるという場面を例にとって考えてみましょう。もし母親が指した犬がごく普通の柴犬（図2a）であれば，これは「犬」という言葉のプロトタイプ（典型例）を設定したことになります。一方もし母親が指した犬が，断尾してあるウェルシュ・コーギー・ペンブローク（図2b）であったならば，母親の説明は多少異なってくることでしょう。この場合でも母親は「ほらワンワンよ」と子どもに教えるかもしれませんが，おそらくその後で「あら，でもこれ尻尾のないワンワンねえ」などと説明し直すことになると思います。

　これは尻尾がない犬は，犬には違いないとしても「変わった」犬であること，したがって断尾してあるウェルシュ・コーギーを犬のプロトタイプ（典型例）としてはならないことを教えているのです。このような過程を繰り返すことを通して，幼児はしだいに犬という言葉の意味を学ぶだけでなく，「普通の犬」がどのようなものであるかという，犬に関する常識——**典型的な犬**が備えているさまざまな特徴に関する知識——を身につけていくことになります[注]。

　凡人として語るというアプローチは，BPD患者が用いる言葉の意味のプロトタイプ（典型例）を設定したり，常識的なものへと移行させることを目的と

しているという点では，こうした親子の関わりと基本的に何も変わるところはありません。ただしBPD患者の場合には，幼児を対象とした場合にくらべて以下の2つの工夫が要ります。1つはさきに説明した「豊かな語り口」を意識的に用いることであり，もう1つは柔らかな言い方をするのを旨としながらも，「言葉の意味に常識的なプロトタイプが存在すること」それ自体に関しては，患者がどれほど拒否反応を示したとしても絶対に譲らないことです。

　もちろんこれは患者が用いている言葉の意味のプロトタイプが，常識的なものであるか否か──普通であるか変わっているか──をめぐって，家族が患者とその場で対決しろと言っているわけではありません。どれほど患者が言葉の意味に関して常識的なプロトタイプが存在するのを否定したとしても，長期間にわたって繰り返し──100回でも200回でも──忍耐強くその存在を指摘し続けるということです（その際に必要とされるのが後に述べる「刑事コロンボの原則」ということになります）。なぜならこのアプローチでは，言葉の意味把握とは「間違ってさえいなければ何でもあり」ではないこと，間違っていないことに加えて，さらに「普通」と「変」の評価軸を正しく設定することまでが求められるのを，少しずつ患者の心身に染みこんでいくように，繰り返し刷り込んでいくことを目的としているからです。

3．「変わった怒り方・悲しみ方」から「普通の怒り方・悲しみ方」へ

　言葉の意味のプロトタイプ（典型例）を常識的なものへと再設定する領域は，当然ながら上記の症例で挙げられた「ルール」という，外的な対象を指す言葉だけとは限りません。「怒る」「悲しむ」「困る」といった，心の内面を示すために用いられる，さまざまな言葉に関しても事情は同じです。家族のこのような関わりを通して，BPD患者は自分のふるまい方と「普通の怒り方」「普通の悲しみ方」「普通の困り方」との距離を，繰り返し意識させられることになります。患者の言葉の捉え方に関して否定したり説得したりする必要はないこと，

注）当然のことながらここで言うところの「常識」とは，「大人向けの常識」というよりもむしろ言葉を習得していない──あるいは言葉を習得する途上にある──「子ども向けの常識」である。多くの場合「大人向けの常識」に比べて「子ども向けの常識」は，普通さの縛りがはるかにきついのが特徴ということになろう。BPDを治療していく際に問題となる「常識」も，当然ながら「大人向けの常識」ではなく，「子ども向けの常識」ということになる。

他方で「言葉の意味には常識的なプロトタイプが存在すること」それ自体に関しては絶対に譲らないという原則は，このような関わりをしていく場合も極めて重要です。

たとえばもともと極端に仲が悪かった妹と，久しぶりに顔を合わせた途端に「うわー，キモい奴がきた。ウザいから早くあっち行けよ！」と罵声を浴びせられた患者に対して，「こんなことがあったのだから，普通は傷つくものだけど，あなたはそうでもないかしら」と対応する場合を考えてみましょう。その患者は罵声を浴びせられた後で，気分が重くなって「疲れた」こと，その日は食欲がなくなったこと，その夜は眠れなかったことは認めながらも，「いやー，もともと妹とは仲悪いし，〈疲れた〉だけで別に傷つかないけど」と言い張るかもしれません。

多くの場合，家族はこのような患者の主張にどれほど違和感を覚えたとしても，そのまま黙って引き下がることになるでしょう。「（心が）傷つく」とは患者の心の内面に属することですから，少なくとも正常な大人に関する限り，心が傷ついているかどうかを知ることができるのは本人だけであり，他人が知ることはできないとされているからです。

しかしこの患者に限らず，BPD 患者では前後の状況や患者自身のふるまいからも微妙に，あるいは大幅にずれた「変わった傷つき方」「変わった怒り方」「変わった悲しみ方」「変わった困り方」をする人が少なくありません。さきに述べたように，こうした患者に対して「普通の傷つき方」「普通の怒り方」「普通の悲しみ方」「普通の困り方」ができるように援助していくのは，欠かすことのできない介入であると言って良いでしょう。

ただしこのような場合，「本当は傷ついているはずだ」などと家族が反論することはまったく無意味です。しかし妹から口汚く罵られたという状況と，気分が重くなって「疲れた」こと，その日は食欲が低下し，眠れなくなったという患者の徴候から，これは典型的な「普通の傷つき方」であることを患者に示すことには大きな意義があるのです。もちろんそれを患者が受け入れることはまずありませんが，この関わりの目的は「普通の傷つき方が存在すること」を患者に繰り返し示して見せること自体にあるわけですから，その場で説得したり受け入れさせたりする必要はないのです。

ただしさきに述べたように,「傷つき方にはいろいろあってどれでも良い,それでおしまい」にはしないこと,逆に言うなら「普通の傷つき方が存在すること」それ自体に関しては絶対に譲らないことは,このような関わりをおこなう場合にも極めて重要です。なぜならこれは今のところ「変わった傷つき方」しかできない患者が,いずれ「普通の傷つき方」を習得していく——すなわち「(心が)傷つく」という言葉の意味のプロトタイプを,常識的な形で設定する——上での指針に当たるものだからです。似たような出来事が起こるたびに,100回でも200回でも繰り返し淡々と「普通の傷つき方が存在すること」を指摘し続けるという忍耐力が,家族には求められることになるでしょう。

BPD患者に対するこのような関わりは,「傷つく」だけでなく,「怒る」「悲しむ」「困る」といった,人間の心の内面を示すさまざまな言葉に関しても,繰り返しなされる必要があります。こうした関わりを継続することにより,患者は「自分の心の内面を示す言葉の意味」に関する常識的なプロトタイプを,家族という他人から示して見せられることを通して,知らず知らずのうちに習得していくことになるのです。これは同時にBPD患者が,他人とコミュニケーションをおこない,他人の心を探求していくために必要な,動かぬ「足場」を設定するための関わりでもあります。

BPD患者が「変な怒り方」ではなく「普通の怒り方」を,「変な悲しみ方」ではなく「普通の悲しみ方」を,「変な困り方」ではなく「普通の困り方」を,「変な間違え方」ではなく「普通の間違え方」を習得するに至った時,BPDに特徴的とされる症状の多くはおおむね姿を消すことになるでしょう。

したがって「変な怒り方」「変な悲しみ方」「変な困り方」「変な間違え方」をするなと患者に要求するのではなく,「普通の怒り方」「普通の悲しみ方」「普通の困り方」「普通の間違え方」が,少しずつ患者の心身に染みこんでいくように繰り返し刷り込んでいくのは,どれほど迂遠に見えたとしても本質的な治療過程なのです。

もちろんこのような治療過程を適切に進めるためには,治療者の指導のもとにおこなうことが欠かせません。しかし治療にとってかなり大きな部分が家庭の中で家族の力でおこなうことができるのを知ること,そしてそれがしごく日常的な家庭内でのやりとりを通して実現可能であるのを認識しておくことは,

患者にとっても家族にとっても大切なことだろうと思います。

　われわれが属している社会とは，「間違ったこと（悪いこと）」であれば注意，叱責，解雇，逮捕などがなされる可能性がありますが，「変わっていること」に対しては――陰ではいろいろと言われるでしょうが――少なくとも表立っては何も言ってもらえない社会です。そしてBPD患者は，「間違ったこと（悪いこと）さえしていなければ何でもあり」という形で放置された場合，言葉の意味を「自分の心の内面」という基本的レベルに関してさえ「変わった」形で習得してしまうために，社会的に深刻なトラブルを引き起こしてしまうような人々なのです。

　現代社会とはBPDの病理を増長させやすいという意味で，こうした患者にとってまことに住みにくい社会であるというほかはありません。「〈変わったこと〉をするのは，決して悪いことではないけれど，場合によっては〈間違ったこと（悪いこと）〉をする以上に怖いことになるよ」と教えてあげられるのは，現代では家族や治療者くらいしかいないのですから。

Ⅲ　言葉の意味のプロトタイプを修正するための技法：刑事コロンボの原則

　これまで述べてきたように，BPDを治療していく上で言葉の意味のプロトタイプ（典型例）を常識的なものへと設定し直すという作業は避けて通ることができません。しかしこれまでにも述べてきたように，家族がこの作業を実際におこなうのは決してたやすくはないでしょう。何といっても詰まるところ，これは患者に「あなたの言葉の使い方は**間違ってはいないけど，変わっている**から直しなさい」と勧めていくことにあたるわけですから，患者にとって納得がいかないのも無理ならぬものがあります。

　かといって患者の言葉の用い方が**普通**なのか，**変わっている**のかについて，患者と家族が議論したり対決したりするのも，さして意味のあることとは言えません。言葉の意味のプロトタイプとは本来**刷り込む**ものであって，説得に基づいて納得したから身につけるというものではないからです。筆者はこのような介入をするよう家族に勧める際に，「〈刑事コロンボ〉みたいな感じでやって

もらえると良いのですが」と説明することがあります。

　「刑事コロンボ」について簡単に説明しておくと，これは1970年代にアメリカで制作され，一世を風靡したテレビドラマシリーズです。我が国でも地上波やBSテレビなどで繰り返し再放送されていますから，知っている方も少なくないかもしれません。知的で社会的地位も高い犯人がもくろんだ完全犯罪計画を，一見したところ愚鈍で無害そうに見えるコロンボが突き崩していく，心理的駆け引きのプロセスが呼びものの「対話」ドラマといった趣がありました。

　コロンボが捜査をする際に犯人とおこなうやりとりには以下のような特徴があります。

1. コロンボはとても丁寧な柔らかい口調で，婉曲な表現を用いて「犯人にとって都合の悪い事実」と，そこから引き出される極めて**常識的な**――犯人にとって都合の悪い――結論を指摘する。
2. 犯人は同じデータから，論理的には考えられないことはない（**間違ってはいない**）が，**変わった**――犯人にとって都合の良い――解釈の可能性があると主張し，コロンボに対抗する。
3. コロンボはそれに対して直接対決したり反論したりすることはなく，「はい，そういう解釈も可能です……考えられないことはない」と，比較的あっさり受け入れて去って行こうとする。
4. 去り際になって突然「ああ，うっかり忘れるとこでした。もう1分だけ！」などと言って犯人のもとへ戻り，「犯人にとって都合の悪い別の事実」と，そこから引き出される極めて**常識的な**――犯人にとって都合の悪い――結論をさらに指摘する。
5. 犯人が**諦めて**――真犯人は自分であるという――**常識的な**結論を受け入れる時が来るまで，1に戻って気長にこれを繰り返す。

　このプロセスの中で重要なのは以下の2点です。まず第1にコロンボがおこなっているのは説得では**なく**，「**普通のものの捉え方，解釈の仕方がある**」ということを，さまざまな具体的事例に基づいて繰り返し犯人に**示して見せている**だけだ，ということです。第2にコロンボがこのような介入をおこなうため

には，犯人の神経を多少なりとも逆なですることは避けられませんが，怒らせ過ぎて犯人とのやりとりが完全に絶たれるのも——このプロセスを繰り返すことができなくなるために——困るということです。

　たとえばさきほど例示した患者に対して「こんなことがあったのだから，普通は傷つくものだけど，あなたはそうでもないかしら」と対応する場合を考えてみましょう。もちろん患者は「いや，別に」などと言うことでしょう。刑事コロンボの原則とは，そういう時に家族が「うん，それはそうこともあるかもしれない」と言って一旦は引き下がって見せた上で，「でもまあ口汚く罵られたわけだし，気分が重くなって〈疲れた〉というんだし，食欲は落ちたし，眠れなくなったというんだから，まあ普通に傷ついたって言ってもいいのかもねえ」と，新たな事実に基づいてさらに一言付け加えるような関わり方を指します。

　もちろんここで患者が「しつこいなあ，別に傷ついてないって言ってるでしょう。いい加減にしてよ！」などと言って怒り出すなら，「いやいや，あなたが傷ついているなんて全然言ってないよ。ただまあ，そういうふうに感じる人も多いんじゃないかと思っただけで」などと言って，もう一度引き下がれば良いわけです。その上で患者が傷ついていることの徴候となるような別の事実が見出されるたびに——通常それは簡単にいくらでも見出すことができます——同様の介入を気長に繰り返すのです。

　このような患者との関わりは，つまるところ「（心が）傷つく」という言葉の意味のプロトタイプを，常識的なものへと再設定するための反復トレーニングです。このようなトレーニングを通して，患者は自分の心の状態を常識的な形で伝えるような言葉の使い方をマスターしていくことになるのです。そしてこのプロセスを首尾よく進める上で，刑事コロンボの原則は不可欠と言って良いでしょう。

　さて以上のような家族の関わりを前提とした上で，次章からは治療について説明していくことにしましょう。

第4章
境界性パーソナリティ障害治療の基本原則
「学び／学ばれる関係」を作り上げるためのトレーニング

　前章ではBPD患者に対して家族がおこなうべき対応の基本について説明しました。これからの諸章では、いよいよBPDの治療について論じていくことになります。本章ではまずBPDに対して治療的に関わっていく際に、家族や治療者がわきまえておくべき基本原則についてお話しすることにしましょう。

　まずはそもそも「BPDを治療する」とはどのようなことなのかについて検討します。そしてそれが単なる症状の軽減や行動管理にとどまるものではなく、BPD患者が示す深刻な社会的機能の不全を改善する目的でおこなわれる、従来とは異なる意味での「精神療法」であることを明らかにします。

　次にこれまで盛んに言われてきたような、「BPD治療の難しさ」とはどのような性質のものなのかについて検討します。そしてそれがBPD患者との間では通常の対話を基礎づけるような関係（「学び／学ばれる関係」）がしばしば成り立たないために生じることを明らかにします。その上でわれわれがBPD患者との間で「学び／学ばれる関係」を成立させるために必要とされる、3項目からなる指針を提示します。

　さらに「学び／学ばれる関係」が成立しにくいことの背後にある、BPD患者とわれわれとの間の「反応傾向（癖）の違い」がどのようなものであり、それがどのようなメカニズムによって生じるのかについても説明しておくことにしましょう。

　最後にこれらの前提をふまえた上で、BPDの治療では家族面接が不可欠になると考えられる理由について、3つの視点から検討します。その上で家族がBPD患者に対して治療的な関わりを積極的に持てるようになるためは、どのようなプロセスを踏む必要があるかについて簡単に説明しましょう。

I　BPDを治療するとはどのようなことか：社会的能力を向上させることの重要性

　まず「BPDを治療する」とはどのようなことか，という話から始めましょう。このようなテーマをわざわざ取り上げることに関して，あるいは不審に思う人もいるかもしれません。BPD患者は非常に多くの精神的苦痛を訴えるのが常ですし，それと関連して自傷行為や自殺企図をはじめとしたさまざまな問題行動をするわけですから，それに対応していくのが治療であるのは当然のことであると思われるでしょうから。もちろんこのような考え方は，必ずしも間違っているわけではありません。症状の軽減と行動管理をおこなうことを目的とした治療をケース・マネジメントと呼びますが，とりわけBPDの初期段階の治療では，なんらかの形でケース・マネジメントをおこなうことが不可欠と言って良いからです。それどころか最近ではBPDに対して精神療法をおこなうのは，治療者に極端に負担がかかる割には得られる治療的利益が少ないとされ，治療の中心はケース・マネジメントに移ってきている感すらあります。
　しかしBPD治療において支柱となるのは，やはりケース・マネジメントとは区別されるような意味での「精神療法」であることを，筆者はここであえて強調しておきたいと思います。ただし筆者がここで言うところの「精神療法」とは，「患者が新しい心理的能力を作り上げるのを援助する」という側面に限って言えば，従来の精神療法と共通する点もありますが，以下のような点では大きく異なるものです。
　通常の精神療法をおこなう場合，患者は面接を通して「自分自身が何者であるのか，あるいはなぜそうであるのか」について学ぶことになります。ここで獲得される新たな心理的能力とは，「自分にもともと備わっていたにもかかわらず，それまで意識してこなかった自分の心のありよう」であると言えるでしょう。すなわちここで重要なのは，面接過程を通して患者が「自分がもともと持っていたものに気付く」というプロセスです。
　他方でBPDの治療において求められているのは，これとはまったく異なるプロセスであることに注意しなければなりません。これから説明するように，BPD患者には——表面的にはそうは見えないかもしれませんが——とりわけ

対人関係やコミュニケーションを適切におこなうために不可欠の知識や技能が大きく欠落しており，治療の中心となるのはそのような知識や技能を新たに作り上げ，補っていくという過程だからです。すなわちここで中心になるのは「自分がもともと持っていなかったものを，新たに作り上げていく」というプロセスなのです。

　誤解のないように申し添えておきますが，筆者がおこなっているようなタイプのBPD治療において，ケース・マネジメントが軽視されるわけではありません。本書の第5章で詳しく述べるように，BPD患者が引き起こすさまざまな問題行動に対して，家族の協力のもとに対応していくことは不可欠ですし，しばしば有効でもあります。

　しかし症状や問題行動に対する対応に終始しているようなタイプのBPD治療は，そのような行動をせずにはいられないほど深刻な，患者の社会的機能の不全に対応し切れていないという意味で，結局はケース・マネジメントとしても決して効率的なやり方とは言えないだろうと筆者は思います。

　BPD患者の社会的機能を向上させるための介入をおこなうことの重要性は，最近になってようやく認識されるようになりました。たとえばガンダーソンらは，弁証法的行動療法[60]やメンタライゼーションに基づく治療[9]といった，BPDに特異的に対応したものとされる治療でさえ，患者が示す深刻な社会的機能の不全を改善する上で，ほとんど役立っていないという指摘をおこなっています[35]。その上で今後のBPD治療は，社会的機能の障害に対して本格的に取り組む必要があるという見通しを述べています。

　本書でこれから説明していくような，家族の協力のもとにおこなわれる治療アプローチでは，症状や問題行動に直接対応していくというよりも，むしろ患者が示す社会的機能の不全を補うことに注力していくことになります。意外に思われるかもしれませんが，そのような対応をしていくことにより，症状や問題行動が生じる回数も，治療において問題とされる度合いも，「なんとなく」自然に減っていくことになるのです。

II　BPD治療の難しさとはどのようなものか：「学び／学ばれる関係」の不成立（コミュニケーションのつまずきに対する反応傾向［癖］の違い）

　次にBPD患者に対して家族や治療者が治療的関わりを持つ上で，とりわけ注意すべき点について説明しておくことにしましょう。それはわれわれがBPD患者と言語的にコミュニケーションをするという，治療をしていく上で当然であり，不可欠でもある関わりをしていくことに潜む危険についてです。このような，いわば当たり前のことをするのがなぜ危険なのか，不思議に思う人も多いことでしょう。それはBPDを対象とした場合，他の多くの精神疾患に対しては問題なく適用できるような関わり方が，しばしば予想外のマイナスの結果をもたらしてしまうからです。ここではこうした通常の関わり方を「学び／学ばれる関係」として定式化した上で，それがどのような治療上のリスクと結びつくかについて説明することにしましょう[56)]。

　本書の第2章で詳しく説明したように，通常の場合われわれのコミュニケーションは，以下のような2つのレベルの間の循環運動としておこなわれます（次頁図3aを参照）。1つは自分が相手に違和感を抱くことも，相手から異論を差しはさまれることもなく，その場の雰囲気を壊さないようなコミュニケーションがひたすら滑らかに流れていくようなレベル（レベル1）。もう1つは滑らかにおこなわれていたはずのコミュニケーションに，微細な「つまずき」が生じたのをきっかけにして，相手の気持ちや考えについて問いただしたり，自分の気持や考えについて相手に伝えたりする必要に迫られるようなレベルです（レベル2）。

　コミュニケーションをおこなう際に，「レベル1」⇄「レベル2」の間を循環していくことを通して相互理解がなされていくような関係を「学び／学ばれる関係」と呼ぶことにしましょう。これはわれわれが日常的な対話を通して，互いの「考えや気持ちに関する違い」を明らかにし，それに基づいて相互理解をはかっていく上での基本姿勢であると言って良いでしょう。ただしこの関係を通して，互いの「考えや気持ちに関する違い」を明らかにするためには，1つだけ欠かすことのできない前提条件があることに注意する必要があります。

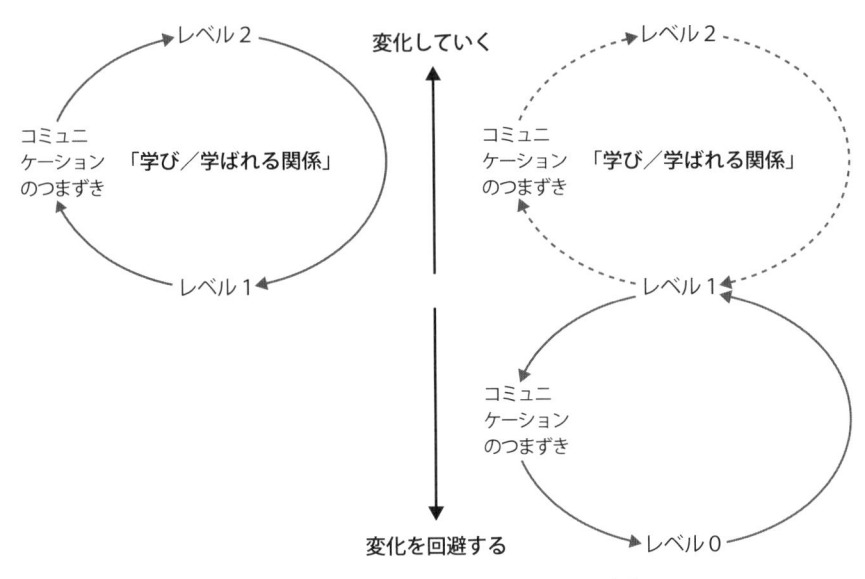

70 第Ⅱ部 境界性パーソナリティ障害患者と関わる際の基本と治療の原則

```
     ┌─→ レベル2 ─┐          変化していく          ┌─→ レベル2 ─┐
     │             │              ↑               │             │
 コミュニ        「学び／学ばれる関係」         コミュニ        「学び／学ばれる関係」
 ケーション                                      ケーション
 のつまずき                                      のつまずき
     │             │                              │             │
     └── レベル1 ←┘                              └── レベル1 ←┘
                                                         │
                                                    コミュニ
                                                    ケーション
                                                    のつまずき
                                                         │
                              ↓                     ┌── レベル0 ←┘
                          変化を回避する

      a. 通常のコミュニケーション          b. BPD患者のコミュニケーション

                              図3
```

　それは互いの「反応傾向（癖）」——たとえばコミュニケーションに「つまずき」が生じた際にどのように反応するか——が，互いにあまり大きく異なっていないことです。

　患者の「反応傾向」などと聞くと何ごとだろうと思われる方もいるかもしれませんが，これは特定の状況や刺激に対して反応する時に，患者が示す「癖」のようなものだと考えていただいてかまいません（たとえば第3章で説明した，患者の言葉の意味のプロトタイプ［典型例］把握が，常識的なものとは異なっているというのは，ある言葉に対して患者が変わった反応傾向を示すということです）。ただしこれは必ずしも患者のしぐさや行動様式に限らず，特定の状況において引き起こされる思考や発話のパターンを含む反応全般を指していますから，以下では「反応傾向（癖）」と記載することにしましょう。

　コミュニケーションに支障が出るほどに，互いの「反応傾向（癖）」が異なることなどあるはずがないじゃないか，と思う方も少なくないかもしれません。しかし第2章でも詳しく説明したように，BPD患者とコミュニケーションをおこなう場合，そもそも「コミュニケーションのつまずきに対する互いの反応

があまり大きく異なっていない」という前提をしばしば疑ってかかる必要があるのです。

たとえば第3章で取り上げた，「ルール」という言葉の意味のプロトタイプが常識的なものとは異なっていた患者の例について，改めて取り上げることにしましょう。何度注意されても禁煙区域内での喫煙を繰り返す患者に対して，最終的に「なぜルールを守らないんだ！」と患者を怒鳴りつけた上司も，最初から怒っていたわけではもちろんありません。「この場所は禁煙区域だから煙草を吸わないように」と，厳しい口調で注意しただけでした。怒鳴られたわけではありませんでしたが，これがコミュニケーションに・つ・ま・ず・きの生じた状況であることに変わりはありません。

この状況で，もしこの患者が「私はルールを無視なんかしてません。人の居るところでは吸ってないし，誰にも迷惑をかけてないでしょう。ルールを守るべきかどうかは，本来自分で判断して決めるものじゃないんですか？」と上司に主張し，規則を柔軟に運用するよう上司や施設に訴えるのであれば，これはまがりなりにも互いの「考えや気持ちに関する違い」を明らかにすることにはなっていたことでしょう（現実にはその目的のために，こんな拙劣な手段をとる人はいないでしょうが）。

しかしこの患者の対応は，それとはまったく異なるものでした。そもそもなぜ「ルールを守っていない」と咎められたかについて見当がつかなかった——・そ・れ・ま・で・も規則をきちんと守ってきたつもりであった——にもかかわらず，この患者は上司に対して平謝りに謝った上で，・こ・れ・か・ら・は規則をきちんと守ると誓ったのです。すなわち実際にはコミュニケーションの・つ・ま・ず・きが生じており，上司との間で「ルール」という言葉をめぐる「考えや気持ちに関する違い」が明らかにされるべき状況であるにもかかわらず，この患者はそれを回避してしまったことになります。

ここで生じているトラブルは，以下のような意味で二重のものでした。まずこの患者はコミュニケーションの・つ・ま・ず・きに対する「反応傾向（癖）」が，われわれとは異なっていたために，自分と上司の間にある「気持ちや考えの違い」を明らかにすることができませんでした。次にその結果として，本来であればそれをきっかけとして明らかにされるはずの，「ルール」という言葉に対する「反

応傾向（癖）」の違い（「ルール」という言葉の意味のプロトタイプ把握の違い）を明らかにすることもまた，できなくなってしまったのです。

　第2章でも説明したように，BPD患者が他人とコミュニケーションをおこなう場合の基本方針は——相手との関係を（しばしば暴力的に）断ち切るといった場合を除けば——相手との「気持ちや考えに関する違い」がなるべく明らかにならないように振る舞うというものです。上記のような対応はこの方針の自然な延長線上にあるものであり，したがってこの患者にとってとりたてて特別なものではなかったでしょう。しかしこのような応対をすることにより，この患者のコミュニケーションには以下のような2つの問題が生じることになりました。

　まず無理もないことですが，上司の側では患者の「ルール」という言葉の意味のプロトタイプが「守るかどうかを自分で決める」ようなものであるとは想像もできませんから，その後も同じように続いた患者の・変・わ・っ・た行動（ルールに対する・変・わ・っ・た従い方）は，上司にとっては「患者がルールを守らなかった」「患者が嘘をついていた」としか思えませんでした。

　他方で患者の側でも，上司の言うところの「ルール」という言葉の意味のプロトタイプが「守るかどうかを自分で決められない」ようなものであることを知り，それに基づいて自分の行動を変えていく絶好の機会を逃してしまったことになります。したがって他人とコミュニケーションをおこなう際に・つ・ま・ず・きのもととなるような，患者の・変・わ・っ・たふるまい方（「ルールを守れ」と言われた時に奇妙な反応をする傾向［癖］）は，その後もまったく変わることがありませんでした。

　すなわち最終的に怒鳴られてしまう以前から，上司との間でコミュニケーションの・つ・ま・ず・きが繰り返し生じていたにもかかわらず，この患者にはその・つ・ま・ず・きを通して互いの「考えや気持ちに関する違い」を明らかにし，それに基づいて相互理解をおこなう——そして互いの気持ちや考えが変化していく——というプロセス（コミュニケーションの〈レベル2〉）がほとんど作動していなかったのです。

　むしろこの患者には，上司とのコミュニケーションに・つ・ま・ず・きが生じたのをきっかけとして，相手の気持ちや考えについて問いただしたり，自分の気持ち

や考えについて相手に伝えたりするというプロセスが，かえって生じなくなる傾向がありました。この患者は上司との間で互いの「考えや気持ちの違い」が明らかになろうとするのを——まるで母親から引き離されようとした幼児が必死に母親にすがろうとするかのように——必死で回避しようとしたのです。

コミュニケーションに微細なつまずきが生じたのをきっかけにして，互いの「考えや気持ちの違い」が明らかになってしまうのを回避しようとするような水準を，通常の対話関係（「レベル１」⇄「レベル２」の間の循環運動）よりも原初的な水準であるという意味で，コミュニケーションの「レベル０」と呼ぶことにしましょう。「レベル１」⇄「レベル２」の間を往還することにより，自他の違いを明らかにしつつ進んでいく通常の対話関係とは異なり，BPD患者がおこなうコミュニケーションは，しばしば「レベル１」⇄「レベル０」の間を往還することで，自他の違いを明らかにするのを回避しつつ進んでいくことになるのです（図３bを参照）。

BPDの患者に対応していく上で，コミュニケーションの「レベル０」を考慮に入れることは極めて重要です。なぜならコミュニケーションを「レベル１」⇄「レベル０」の間の往還運動としておこなうことにより，BPD患者が家族や治療者とおこなうコミュニケーションには，以下に挙げるようなさまざまな問題が生じるからです。

第１に治療的な関わりを目的としてコミュニケーションをおこなったとしても，そもそもそれがBPD患者と相互理解をおこなうための手段として充分に役立たなくなってしまうことが挙げられます。これは患者が「レベル１」⇄「レベル０」の間の往還運動としてコミュニケーションをおこなうことの当然の帰結と言って良いでしょう。

第２に問題になるのは，コミュニケーションにつまずきが生じても，それをきっかけとして相手との「考えや気持ちの違い」が明らかになってしまうのを患者が回避し続ける結果，コミュニケーションにつまずきを引き起こすきっかけとなった——本来であれば治療的介入の対象とすべき——患者のさまざまな「反応傾向（癖）」を明らかにするのもまた難しくなってしまうことです。

こうしたBPD患者と周囲の人々の間の「反応傾向（癖）」の違いは，程度の差はあれ実際にはさまざまな領域で広汎に生じています。しかしBPD患者

では，上記のような理由で，そもそも変わった「反応傾向（癖）」を明らかにしていくこと自体が難しくなってしまうために，たとえその「反応傾向（癖）」が，「ルール」という言葉に対して変わった「反応傾向（癖）」を示した先ほどの患者のように，社会的に問題になるようなものであった場合でさえ，他人とのコミュニケーションを通して修正されにくくなってしまうのです。

第3に「反応傾向（癖）」が修正されないままにとどまる結果，BPD患者のコミュニケーションにはさらに以下のようなトラブルが生じやすくなることが挙げられます。たとえばさきほどの例でいえば，ルールを変わった形で守るというのは，単にこの患者の「反応傾向（癖）」――「ルール」という言葉の意味のプロトタイプが変わっていること――に過ぎないものであって，強固な主義主張に基づいた振る舞いでは全くありませんでした（上司に逆らおうという「反抗心」とか，騙してやろうなどという「悪意」が，この患者に皆無であったことは間違いありません）。

他方で上司からすると，患者がいつまでたっても「ルールを守らない」ように見えるわけですから，どうしてもそこに「反抗心」や「悪意」といった，患者の「気持ちや考え」を読み取ることになってしまいます（実際この上司は患者に対して「俺を馬鹿にしているのか！」と怒鳴りつけていました）。このような場合，周囲の人々の目には患者が「嘘をついている」「甘えている」などと映るわけですが，実際には必ずしもそうとは限らず，むしろ彼ら自身にもどうにもならない部分があるのです。

BPD患者と言語的コミュニケーションをおこなう場合，以上のようなさまざまな問題が伴う傾向があることについて，家族や治療者は充分に留意しておく必要があるでしょう。

III 「学び／学ばれる関係」を成立させるために

これまでBPDの患者と治療的関わりを持つのが難しいとされてきたのは，「学び／学ばれる関係」が成立していないような水準において，患者と関わりを持たなければならないためであると思われます。したがってBPD患者と治療的な関わりを持っていく上で最も重要なのは，しばしばコミュニケーション

につまずきが生じるたびに「レベル0」へと落ち込んでいく（自他の違いが明らかになってしまうのを回避する）傾向がある患者を，「学び／学ばれる関係（「レベル1」⇄「レベル2」の間の循環運動）」の内部へと到達させるための介入（反復訓練）をおこなうことであって，最初から患者がそのレベルに到達していることを前提にして，患者と対話をしていくことではありません。このような介入をおこなうことなしに，家族や治療者がBPD患者との対話をどれほど続けたところで，互いに何ごとも学ぶことができないか，あるいは各自が相手の意図とは無関係なことを勝手に学ぶだけに終わるでしょう。

　BPDの治療にまつわるこのような困難は，一見したところ極めて大きく，克服するのが難しいものであるように思われるかもしれません。しかし「反応傾向（癖）」が同じであることが当てにできない相手に対して言語的な働きかけをおこなうこと自体は，現実には稀なことでも不可能なことでもありません。たとえば言語を習得する以前の幼児に対して養育者がおこなう働きかけは，幼児が養育者と対話する能力がないことが明らかである場合ですら，基本的には言語的なものです。

　もちろん養育者は，自分の言葉が幼児に理解されると思って言葉かけをしているわけではありません。むしろそこでおこなわれているのは，幼児の周囲にあるさまざまなものごとに対してどのように関わるべきなのかを，養育者が言葉を用いながら繰り返し示してみせるという訓練であると言って良いでしょう。

　たとえば幼児は物の名前を覚えるよりもはるかに以前から，養育者の周囲のものごとに対する働きかけを観察することを通して，それらに対してどのように振る舞うべきなのか——たとえばボールは投げるものであるということ——を，間接的に習得していることが明らかになっています[52]。同じように「積み木」を「組み立て」て「遊び」ながら，養育者は幼児に「赤い」積み木を「ピンク色」や「オレンジ色」の積み木とは区別すべきであるということも教えているのです。

　これらは周囲のものごとに対して，幼児がどのように関わるべきかを養育者が示すことにより，幼児の「反応傾向（癖）」がわれわれと同じものとなるよう，繰り返し修正していく訓練過程にほかなりません。このような過程を通して，

幼児はわれわれとおおむね同じような「反応傾向（癖）」を獲得するだけでなく，人間の生活のさまざまな〈型〉を，言葉との関連で体得していくことにもなるのです。幼児が自他の違いが明らかになってしまうというプロセスに耐える力を身につけ，通常の対話関係（「レベル１」⇄「レベル２」の間の循環運動）へと移行していくという過程もまた，そのような形でなんとなく習得されるでしょうし，またそのような形でしか習得することはできないでしょう。

これをBPDの治療に敷衍して考えるなら，こうした患者と適切な形で治療的関わりを持つためには，以下の３つの点に注意することが重要であると思われます。

第１に「学び／学ばれる関係」が成立しているとは限らない以上，BPD患者に対する治療的関わりは，通常の対話関係（「レベル１」⇄「レベル２」の間の循環運動）に基づいて，患者に何らかの洞察や理解を得させるのを目標とするようなタイプのものとはなり得ないこと。むしろ通常の対話関係（「学び／学ばれる関係」）を，患者との間で成立させること自体を治療目標に据えるべきであること。

第２に患者を「学び／学ばれる関係」の内部へと到達させるための介入，すなわち彼らの「反応傾向（癖）」を，われわれとおおむね似通ったものにするための介入が不可欠であること。具体的には患者の周囲にある，さまざまなものごとに対してどのように関わるべきなのかを，家族や治療者が言葉を用いながら繰り返し示してみせるという訓練を繰り返しおこなう必要があること。

第３にそのような訓練は，面接の中だけでおこなわれるのではまったく不十分であり，家庭を含めた日常生活の中で繰り返しおこなわれる必要があること。またその際には家族や治療者が，患者の「反応傾向（癖）」の適切さ——われわれとおおむね同じように反応しているかどうか——を，いわば「手取り足取り」といった形で評価したり，修正したりしていく必要があることです。

Ⅳ　家族面接はなぜ不可欠か

1980年代末以降に開発された，BPDに対して特化されたさまざまな治療法が，いずれも認知療法的あるいは認知行動療法的な側面を持っているのは，こ

れまで述べてきたような問題に対して，何らかの形で対応していく必要性が認識されるに至った結果であると言って良いでしょう[9, 13, 26, 60, 82]。BPD患者の「反応傾向（癖）」が，われわれとおおむね同じようなものにならない限り，そもそも彼らが「何を考えどのような気持ちを抱いているか」を，対話に基づいて明らかにすることさえ不可能だからです。

問題はこれらの治療法が，下坂の「常識的家族面接」を唯一の例外として，いずれも個人面接を主体とするようなものであるという点にあります。たしかにBPD患者の「反応傾向（癖）」をわれわれと似通ったものとするための訓練は，さまざまな治療様式を用いておこなうことが可能でしょう。しかし以下に挙げるような3つの理由によって，個人面接を治療の主軸に据えることには，このような訓練を充分な精度でおこなっていく上で大きな問題が生じることになってしまうのです。

以下ではそれら3つの問題について具体的に検討してみることにしましょう。そしていずれの問題に対処する場合であっても，患者の家族に面接に参加してもらい，積極的に治療に関わってもらうのが不可欠であることを明らかにします。最後に患者の「反応傾向（癖）」をわれわれと似通ったものとするためのトレーニングを，家族を通しておこなうことができるようになるためにはどのようなプロセスを踏む必要があるかについて，簡単に説明しましょう。

1．「反応傾向（癖）」の適切さを誰が評価するのか

第1に個人面接において，患者と治療者の「反応傾向（癖）」の違いが明らかになった時，どちらの「反応傾向（癖）」が適切なのかを，誰がどのようにして決めるのか，という問題が挙げられます。言うまでもないことですが，個人面接ではBPD患者の「反応傾向（癖）」を観察し評価するという役割は，患者自身か治療者のいずれかが担うしかありません。しかし後に述べるように，このような1対1の関係の中で考える限り，双方の「反応傾向（癖）」の違いが明らかになったからといって，いずれの「反応傾向（癖）」が適切なのかを決定することはできないのです。

たとえば面接の時間に遅れたり，ドタキャンしたりという問題行動を繰り返している患者に「きちんと（＝規則正しく）」通院するよう治療者が注意する

場合を考えてみましょう。問題は患者がどのようにふるまえば「きちんと」通院したことになるのか，という点にあります。「雨が降ると，気分が落ち込んで動けなくなってしまうから」ドタキャンした場合は，「きちんと」通院したことになるのでしょうか。あるいは「なんとなく身体がダルかったから」や「出かける直前に母親がよけいな一言を言ったせいで，家でトラブルになったから」「昨日の夜は眠れなくて，寝坊してしまったから」といった場合はどうなのでしょう。

　仮に治療者が「このくらいの事情だったら〈きちんと〉通院しなくちゃ駄目だよ」と注意したとしてみましょうか。おそらく患者は十中八九「私は〈きちんと〉通院しようと心がけていますよ。ただ，いろいろ事情があって行けなかったり，遅刻したりしているだけです」と反論し，場合によっては怒り出すでしょう。重要なのはこのような「とんでもない」主張をしたからといって，必ずしもこの患者は嘘をついたり，言い逃れをしたりしているわけではないということです。

　むしろこの主張は，「きちんと」通院しようとしている時に雨が降ったり，身体がダルかったりすると，自然と遅刻やドタキャンをすることになってしまうという，患者の「反応傾向（癖）」について，正確に説明していると考えるべきなのです（念のために付け加えておくなら，これは雨が降る，身体がダルいなどの撹乱要因が生じるその瞬間までは，患者はわれわれの目から見ても「きちんと」通院する「反応傾向（癖）」を持っているということでもあります）。治療者がおこなった注意は，このような患者の自然な「反応傾向（癖）」を否定したことになりますから，患者が深く傷つき怒り出すのも，あるいは当然のことなのかもしれません。

　無理ならぬことですが，治療者も含めたまわりの人々が，患者の説明をそのように理解してくれることはまずありません。当の患者自身でさえ，はっきりと自覚した上でそのような主張をしているわけではないのですから。したがってほとんどの場合，この問題は「きちんと通院するとはどのようなことか」に関する，治療者と患者の解釈の違いであるとみなされることになるでしょう。

　これはさきほどの説明を援用するなら，本当は患者と周囲の人々の間の「反応傾向（癖）の違い」にすぎないものを，通常の対話関係（「レベル１」⇄「レ

ベル２」の間の循環運動）において生じている，互いの「考えや気持ちに関する違い」であるかのごとく勘違いされてしまうということです。そしてここから先は「きちんと通院するとはどのようなことか」に関して，治療者と患者がおこなう異なった２つの解釈のうち，いずれがより正しいのかをめぐる不毛な対立が続くことになってしまうというわけです。

　治療者と患者が１対１で面接をおこなっている限り，この対立に決着をつけることは基本的には不可能です。なぜならこの問題を，「きちんと」という言葉の意味の解釈に関する対立であると捉える限り，どちらの解釈が正しいのかを決める根拠などどこにもない——論理的にはどこまでも反論することが可能である——からです。このような不毛な対立を終わらせるためには，治療者と患者のうちいずれの解釈が正しいかではなく，どちらの「反応傾向（癖）」を持つ人物と一緒であれば，社会生活をまともに営むことができるかを評価してくれるような第三者に，世間（共同体）を代表するような立場から関わってもらう必要があるのです。

　個人面接では「世間（共同体）を代表するような第三者」の不在が問題になるというのであれば，統合的治療（集団療法と個人療法を組み合わせた治療）をおこなえば良いではないかと考える人もいるかもしれません。たしかに治療グループの中で他の患者や治療スタッフと関わることを通して，患者の「反応傾向（癖）」の妥当性について評価がなされる可能性はあるでしょう。しかし自分の「反応傾向（癖）」の妥当性について，集団治療というある程度 公 の場において他人から批判や評価がなされるのは，控え目に言っても相当なストレスを患者に与えることは確実です。

　そのようなストレスが与えられても他人の話を傾聴し，治療グループからの離脱や破壊的な行動化を起こすことなく集団治療に参加し続けることができるためには，患者があらかじめかなりのレベルの対人関係能力を身につけている必要があるということになるでしょう。しかし自宅に引きこもったり，家族が勧めても受診すらしようとしないBPD患者が少なくないことを考えると，治療グループという人工的共同体でおこなわれる治療に，どれほど多くの患者が継続的に参加できるのかは疑問です。

　以上のような理由で筆者は，患者の「反応傾向（癖）」の妥当性について評

価すべく登場する「世間（共同体）を代表するような第三者」としての役回りを，家族以外に担ってもらうのは極めて難しいだろうと思います。

2．「反応傾向（癖）の違い」をどこまで踏み込んで修正できるか

　個人面接を治療の主軸に据えることに伴う第2の問題は，BPD患者にみられる「反応傾向（癖）の違い」を，踏み込んで修正していくのが難しいことです。注意しておかねばならないのは，ここで修正されるべき「反応傾向（癖）の違い」とは決して派手なものではなく，むしろ主として日常生活における患者の自然なふるまいの中に示されているようなものであるということです。したがってBPDの治療をどれくらい首尾よく進めることができるかどうかは，日常生活における患者の自然なふるまいを，どれくらい踏み込んで観察し，修正していけるかどうかにかかっていると言って良いでしょう。

　日常生活におけるふるまいを観察するなら，患者が自分で観察するのが一番確かだろうと考える人もいるかもしれません。しかし患者と世間の人々との間にみられる「反応傾向（癖）の違い」は，第1章で述べた「患者自身はさして問題だと思っていないが，他人は大いに問題だと思っているようなテーマ」の中でも，最も代表的なものの1つであることを考えると，これはあまり現実的ではありません。

　また治療者が面接場面で得られる情報の量や質は，少なくとも日常生活における患者の自然なふるまいという面に関する限り，極めて限られたものになってしまうことは必定です。したがってBPD患者の「反応傾向（癖）の違い」に関して充分に踏み込んで修正していくためには，まずは患者の自然なふるまいについて，日常的に観察している家族からの情報提供は不可欠と言って良いのです。

　情報提供をおこなう場合だけでなく，患者の「反応傾向（癖）」を踏み込んで修正していく場合にも，家族の協力は欠かすことができません。患者の自然なふるまいを——誰もが指摘できる程度の，あたりさわりのない修正をおこなうというのであれば話は別ですが——詳細に踏み込んで評価し修正するのは，修正される側にとってはもちろん，修正する側にとっても極めてストレスの多いプロセスだからです。これがどのような種類のストレスであるかについて，

さきほど挙げた「きちんと」通院するという例を，再び取り上げて考えてみることにしましょう。
　患者はいつものように「きちんと」通院します。すなわちさまざまな撹乱要因が生じるその瞬間まで，患者は時間通りに面接に姿をあらわし，何らかの撹乱要因が生じれば面接時間に遅れたりドタキャンしたりすることでしょう。ところが患者にとっては意外なことに，治療者だけでなく家族までもがこの患者に対して，たとえば「きちんと通院しなくては駄目だよ」などと注意をしてくるのです。この患者は以前から「きちんと」通院しているつもりでしたし，われわれの目から見てきちんと通院する時も（たまには）あったというのに。このような経験が患者にとって，ほとんど不条理と言いたくなるほど不快な経験であることに疑いの余地はありません。
　この患者に介入していく側のストレスも，それに少しも劣らぬものがあります。たとえば「きちんと」という言葉は，患者の側の視点から見るなら以下のように表現されるような仕方で理解しなければならないことを，1つ1つ繰り返し指摘していかなければならないのですから。「雨が降らなければ時間通りに受診する。雨が降ったなら〈雨が降ったにもかかわらず時間通りに受診する〉」，「なんとなく身体がダルくなければ時間通りに受診する。なんとなく身体がダルかったなら〈なんとなく身体がダルいにもかかわらず時間通りに受診する〉」……以下同様というわけです。
　これは一見したところ，周囲の人々がしごく当たり前のことを患者に教えているだけであるように思われるかもしれません。しかし患者の立場からすると，これは何らかの撹乱要因が生じるたびに「きちんと」という言葉の使用ルールが，周囲の人々（共同体）によって勝手に変更されるようにしか見えません。したがってこうした介入をおこなう場合，患者の側からはしばしば大きな反発が生じることになるでしょう。またこのような介入を繰り返すのが，介入をおこなう側にとっても，ほとんど不条理と言いたくなるほど疲れる経験になるのも無理もありません。
　BPD患者の「反応傾向（癖）」を，われわれと似通ったものとするための介入を，充分に踏み込んだ形でおこなっていくのは，この障害を治療する上で不可欠と言っても過言ではありません。しかしこれまでに述べたことからもわか

るように，それを個人面接という枠の中で，治療者という他人がおこなうことには大きな困難が伴うことになります。

　誰もがこのような介入に伴うストレスを患者に与えることができる立場にあるわけではないし，誰もがこのような疲れる役回りを引き受けてくれるわけでもないからです。結局のところ，このような面倒な役回りを担える人物として，家族以外を想定するのは極めて難しいだろうと思います。

3．「反応傾向（癖）」をどれくらい頻繁に修正できるか

　個人面接を治療の主軸に据えることに伴う第3の問題として，BPD患者の「反応傾向（癖）」を修正する機会や頻度が決定的に不足してしまうことが挙げられます。これまで述べてきたことからもわかるように，BPD患者の「反応傾向（癖）」を修正するとは，患者が自然なふるまいとして身につけている，いわばふるまい方の「癖」のようなものを修正することに相当します。

　たとえば左利きの人が，右利きへと利き手を直したいと思った場合を考えてみると良いのですが，週に1回や2回，5分や10分だけ利き手を直す練習をしてみたところで，ほとんど効果は期待できないでしょう。もし本人が左利きを直したいと望むのであれば，どうしても長期間継続的に数限りなく繰り返して，左利きという身についた癖を直す練習をおこなっていく必要があります。

　BPD患者の「反応傾向（癖）」を修正していく上でより厄介なのは，こうした「自然なふるまい方の癖」は，利き手の場合とは異なり，患者が自分では自覚していない場合が多いことです。こうした「反応傾向（癖）」の修正は，できれば患者の反応が生じたその時，その場で，繰り返しなされることが望ましいのは当然のことですが，患者の「反応傾向（癖）」をそばにいて観察してくれる他人がいない限り，それらをリアルタイムで修正することは望み薄でしょう。

　さらに言うなら，修正すべき「反応傾向（癖）」の中には，他人が繰り返し指摘しやすい種類のものと，繰り返しては指摘しにくい種類のものがあるという問題もあります。たとえばさきに述べたような「ルールを守る」「きちんと通院する」といった主題であれば，まだしも他人が繰り返して指摘しやすいかもしれません。しかし「会社の新人研修で〈忌憚なく新人の意見を聞かせても

らいたい〉と言われたので，研修中に気付いた仕事のやり方のおかしさを忌憚なくその都度指摘していった」ら，だんだん会社で居心地が悪くなって早々に辞める羽目になったという場合はどうなのでしょう。

　このような状況において何度でも「忌憚なく」発言してしまうという，少々変わった患者の「反応傾向（癖）」について，一度や二度ならともかく，そうそう繰り返して指摘してくれる人はいないでしょう。わざわざそんな手間をかけるくらいなら，そのようなつきあいにくい「反応傾向（癖）」を持つ人物から遠ざかるか，あるいは縁を切るという方法をとることの方が，他人にとってはよほど合理的だからです。

　しかしこうした修正が適切になされるためには，たとえば患者がごく自然に「忌憚なく」発言するたびに引き起こされる，表面的には異なるように見えるかもしれない大小さまざまなトラブルを通して明らかになる患者の「反応傾向（癖）」に粘り強くつき合った上で，繰り返し修正していく必要があるのです。これは少なくとも半年や1年という単位で，100回でも200回でも繰り返し指摘し，修正していく必要があるという意味です。そして治療者と患者との個人的な関係とは，基本的にはこうした介入を繰り返し──これはつまるところし・う・こ・く・ということです──おこなっても患者と絶縁せずに済むほど強固なものではあり得ません。

　またこのような「反応傾向（癖）」の修正は，患者が治療により洞察を得て，自らの行動を変化させていくというプロセスではなく，反復トレーニングを通して患者の言動がな・ん・と・な・く・変化していくというプロセスですから，少なくとも最初のうちは介入される側にとってだけでなく，介入する側にとっても極めて手応えに乏しいという特徴があります。手応えに乏しくても繰り返し介入し続けていく必要があるという意味で，介入していく側の忍耐力が大いに必要とされることは間違いありません。

　このような役回りを充分に担える人物として家族以外を想定することは，ここでもまた極めて難しいだろうと思います。

4．家族を通した治療的介入はいかにして可能になるか

　これまでに述べてきたように，BPD患者の「反応傾向（癖）」を評価したり

修正したりする役回りを現実に担うことのできる人物として，家族以外を想定することはあまり現実的とは言えないでしょう。しかし当然のことですが，患者の「反応傾向（癖）」に対して家族が評価や修正をおこなうことが，最初から可能であるわけではありません。そのような関わりをすることができないからこそ，患者や家族は受診するに至ったわけでしょうから。したがってここでは家族を通した治療的介入がいかにして可能になるかについて，簡単に説明して本章を終えることにしましょう。

　まず第3章で詳しく説明した，BPDの病理を刺激することなく，ゆっくりではあっても治療的な効果を与えることができるような関わり方，すなわち「凡人」として「豊かな語り口」で語るという関わり方をするよう，家族にできるだけ心がけてもらいます。しかしもちろんそれだけでは家族が患者の「反応傾向（癖）」について，立ち入った形で観察したり，評価したり，修正したりといった介入をおこなうには充分ではありません。患者の「反応傾向（癖）」に注目するとはいっても，患者自身はもとより家族でさえ，どのような「反応傾向（癖）」に注目し，どこまで踏み込んで修正して良いかは，少なくとも治療の初期にはまずわからないのが普通でしょうから。

　家族面接が持つ大きなメリットは，まさにそうした介入がどのようになされるかの一端を，実際の面接場面で治療者が家族や患者に対して示すことができるという点にあります。一見すると些細とも見える患者の「反応傾向（癖）」に対して，ここまで踏み込んでしつこく指摘してかまわないのだという実践的知識は，治療者が実際に家族の前で示してみせない限り，まず家族は身につけられるものではありません。すなわち治療者が家族面接の中で，いわば「お手本」を示していくうちに，患者の風変わりな「反応傾向（癖）」に対してどのような形で治療的対応をしていくべきかのコツを，家族が把握できるようになるのです。

　家族面接が持つもう1つの重要なメリットは，まずは治療者が家族面接の中で患者の「反応傾向（癖）」について指摘し，それが修正すべき課題であるという認識を患者－家族－治療者の間で共有しておくことにより，後に家族がそのような指摘を繰り返していくための基礎固めができることです。

　当然ながら患者のショックが最も大きいのは，このような指摘が最初になさ

れた時であり，その後同様の指摘が繰り返されるにつれて「うるさいな」という印象こそ強まるかもしれませんが，指摘されること自体のショックは弱まってくるのが普通だからです。また家族からの指摘に対して患者が反発した時に，「診察の時に先生もそう言っていたでしょう」などという形で家族が患者を宥(なだ)めることがしやすくなるのも，家族面接ならではのメリットと言えます。

　家族面接の場においてこうした準備が継続的になされることにより，家族が自宅で患者の「反応傾向（癖）」に対して評価や修正をおこなうことが次第に可能になっていくことになるのです。

第Ⅲ部

境界性パーソナリティ障害
治療の実際

第5章
治療の始め方

I　反復トレーニングの〈場〉としての家族面接

　前章ではBPDを治療していく上で，家族や治療者が心得ておくべき基本原則について説明しました。本章ではそれを踏まえた上で，治療を実際にどのように始めたら良いかについて説明していくことにしましょう。読者の中には，なぜここでわざわざ「治療の始め方」について1章を設けるのかについて，不審に思われる人もいるかもしれません。しかしとりわけBPDを治療する場合，治療をどのような形で始めるかは，しばしば治療の成否を左右するほどに重要な問題なのです。

　前章までの説明からも明らかなように，BPDの治療では家族面接を継続的におこなうことが不可欠です。ただしこれはいわゆる「家族療法」をおこなうわけではありません。BPDに対して通常の意味での「カウンセリング」を，家族まで巻き込んでおこなうことで得られるメリットは，おそらく払うべき手間に比べて悲しくなるくらい少ないでしょう。すなわちこのような患者を対象として家族面接をおこなう場合には，いわゆる「カウンセリング」をおこなう場合とは異なる原理に基づいたものとしてなされる必要があるということです。

　本章で筆者がこれから説明する家族面接は，本質的には患者との間で通常の対話関係（「学び／学ばれる関係」）を成り立たせるために必要とされる，反復練習やトレーニングとしておこなわれることになります。したがってこれから筆者が述べていくような家族面接の導入方法も，いわゆる「カウンセリング」をおこなうための方法というよりも，家族とともに反復練習やトレーニングの

〈場〉を作り上げていくための準備とみなしていただいた方が良いと思います。

本章ではまず家族面接の導入法について述べた上で、治療を進めていく際に家族を傷つけないことが重要である理由について説明します。さらに自宅を治療者の指導のもとに治療環境としてふさわしいものとして作り替えていくための方法について詳述します。また治療を始める際にしばしば問題となる、「何が原因でBPDに罹ったのか」という問題をどのように取り扱うべきかについても説明しましょう。最後にBPD治療において重要である割には触れられることの少ないテーマである、「治療に伴う苦痛やストレス」について、患者や家族にきちんと説明しておくことの重要性について論じることにしましょう。

Ⅱ　家族面接の導入法

さて家族面接を導入するとはいっても、筆者のおこなっている家族面接は、家族全員の参加を要請するような大がかりなものではありません。BPD治療にとって必要な反復練習やトレーニングをおこなうためのノウハウは、基本的には家族メンバーのうちの誰か1人が中心になって習得すれば良いからです。

もちろん他の家族メンバーも、中心となる家族メンバーがどのような介入をおこなっているのかを、おおまかに理解しておくことが望ましいでしょう。その意味では他の家族メンバーにも面接に参加してもらい、治療者から介入方法や治療方針についての説明を受けることは重要です。しかしこれは他の家族メンバーが、中心メンバーと同じ程度に介入のためのノウハウを習得する必要があることを意味しているわけではないのです。

誤解のないように付け加えておくなら、中心となる家族メンバー以外の家族は、治療的な介入とは無関係なのかといえば、もちろんそんなことはありません。中心となる家族メンバーの介入方法を観察していくうちに、他の家族メンバーも患者と接するためのノウハウを少しずつ習得していくのは決して珍しいことではありませんし、望ましいことでもあります。逆に中心メンバーの介入を通して、患者の「コミュニケーションのつまずきに耐えられる能力（他人からの干渉に耐えられる能力）」が向上した結果として、他の家族メンバーも次第に患者との治療的関わりを持ちやすくなるというプロセスをたどることもし

ばしばみられます。

　このような次第ですから，たとえば親子で受診したBPD患者の場合を例にとるなら，基本的には母親との同席面接を継続しながら，時おり父親にも面接に参加してもらえるように促していくというのが現実的であり，また有益でもあるでしょう。患者だけが受診した場合には，とりあえず個人面接を続けながらも家族面接の必要性を説いて，できるだけ早い時期に家族が治療に参加できるよう促していくことになります。

　さて家族面接をおこなう上でまず問題となるのは，患者自身が家族面接をおこなうのをすこぶる嫌う場合が少なくないことです。個人で受診した場合はもちろんのこと，たとえ家族と一緒に受診した場合であっても——とりわけ一緒に受診したのが患者の親である場合には——親が一緒にいるだけで緊張すると訴えたり，あまりにひどい親だから面接が滅茶苦茶になってしまうと主張して，同席面接を嫌がる患者は少なくありません。

　患者の意思に反することを最初からしようというのですから，家族面接を導入するのはさぞかし手間がかかるだろうと思う人もいることでしょう。しかし実際にはそのような場合でも，「それならあなたの親のすごいところをぜひ見ておきたい」「あなたが親の前でどれほど不快になり，緊張するかを見ておくことも大切」などの言い方で患者を説得するなら，家族面接を導入することは意外なほど難しくないものです。

　また異性関係のトラブルを含む性的な問題や食べ吐きといった，患者のプライバシーに関わるようなテーマについて話すことが難しいという理由で，家族面接をおこなうことにためらいを示す患者も時にみられます。そのような場合，治療に際して家族面接が中心になるとはいっても，患者が家族に知られたくないような内容について触れる必要がある時には，面接途中であっても家族に中座してもらうことは可能であると患者に請け合うことで，比較的スムーズに家族面接を導入することが可能です。

　上記のような内容に限らず，患者がプライバシー上の問題を理由として，家族面接の導入にためらいを示す場合には，とりあえず個人面接を家族面接と併用していくというのも1つの方法です。ただしその場合であっても，BPD治療の中核をなすのは家族面接を利用してなされる反復練習やトレーニングであ

ること，個人面接はあくまでもそれを部分的に補う目的でおこなわれることは，事前に患者や家族に説明しておくべきでしょう。とりわけある程度以上重篤なBPD患者の場合，できるだけ家族面接を中心に治療を進めていく方が安全です。

またBPD患者が受診するのを拒否しているために，家族だけがまずは相談という形で来院することもよくみられます。そのような場合には，患者に受診することを繰り返し勧めるよう家族に依頼しつつ，第3章で述べたような形で，あるいは第8章でさらに詳しく述べるような形で，家族を通した治療的介入を試みることになります。

この場合，治療者は親の介入方法について手取り足取り指導するという，いわばスーパーバイザーとしての役割を果たすことになるでしょう。このような方法により親の治療的介入技術が上達し，患者の症状が改善されてくると，患者自身が面接に参加するようになることは決して珍しくありません。

これまでに述べたいずれの形で家族面接を導入するにせよ，BPDの治療で重要なのはいわゆる「カウンセリング」や「家族関係の調整」ではなく，患者自身に不足しているさまざまな社会的能力を，家族の協力のもとに補っていくことであるという説明を，治療の最初期段階から明確におこなうことは極めて重要です。

III 家族を傷つけないことの重要性

首尾よく家族面接を始めることができたとして，次に重要なのは面接において家族をできる限り傷つけないようにすることです。患者を看病する家族の苦労をねぎらい，その苦悩に対して共感すること，患者に対する家族の援助の仕方のうまい下手は一切問題にせず，とりあえずそれが家族なりの援助の仕方であるのを認めることなどは当然ですが，ここで筆者が主張したいのはそれ以上のことです。

すなわちこの目的のためになされる介入の中には，治療者が家族に向かって話しかける時には必ず敬語を使うこと，家族を少しでも軽く見るような発言は控えること，面接で患者が家族（親）を呼び捨てにする，あるいは「この女」「バ

バア」などと言うのを放置せず，穏やかな口調ではあっても必ず「口が悪いねえ」「お母さんでしょう？」などと訂正していくことが含まれるのです。

　また患者が家族のことを馬鹿にする，あるいは非難するような内容の発言をした時に，それが当たっている場合にはなおさら治療者がその尻馬に乗らぬよう注意しつつ，患者の発言内容を少しだけ丁寧で婉曲な表現へとまとめ直してから，それを親に確認していくなどの方法を用いて，少しだけ家族を庇うような形で介入していくことも，上記の介入に劣らず重要です。

　当然ながらこのような介入をおこなう目的は，治療者が家族の味方につくことではありません。家族に対する患者の非難に，治療者が何も介入しないまま，あるいは共感するような形で面接を続けていくと，ほとんどの場合には患者自身の絶望感が強まり，病状が悪化するという結果に終わるためです。たとえ自分自身が言い出した場合ですら，自分の家族（とりわけ親）に対する非難や悪口を他人から肯定されて，自分に自信がつき元気になれる人物はまれでしょうが，BPD患者だけがその例外であるはずもありません。そしてBPD患者はほぼ例外なく，家族よりもはるかに脆弱です。すなわちこれは患者の家族をほんの少しだけ庇うことを介して，実は患者自身を庇っていることになるのです。

　またこれは親を含めた他人が持つ，良い点と悪い点を統合するような形で認識できないこと（分裂機制[注1]に基づく患者の認知の歪み）を修正していくという，治療行為そのものでもあります。ちなみに「BPD患者が悪く言う人物のことは，とりあえず少しだけ庇え」というのは，こうした患者に関わるすべての人間がわきまえておいて良い原則です。

　また家族を傷つけず，家族の自尊心が保たれるようにするという原則は，後に述べるような患者に対する介入法を，家族が治療者の指導のもとに自発性を保ちつつ習得していくというプロセスを首尾よく成立させるためにも必要です。これは家族が過剰に自信を失っていたり，患者から必要以上に侮られていると，患者との間で通常の対話関係（「学び／学ばれる関係」）が成り立つために必要とされる反復練習やトレーニングの場を，家族とともに作り上げていくことが極めて難しくなってしまうためです。

注1）第1章注3）を参照．

IV 治療において患者，家族，そして薬物の果たす役割について説明する

　これまで述べてきたことに加えて欠かすことができないのは，治療の中で患者，家族，そして薬物の果たす役割について説明しておくことです。まず患者に対しては，以下のような説明をおこないます。この疾患の治療とは，第4章で述べたような患者の「反応傾向（癖）」を修正していく過程，いわば自分が他人の前にあからさまに出していながら，自分自身では見ることができない「癖」を直していくという過程に相当すること。したがって自分では身に覚えのないことについて，治療者や家族から意外な指摘をされることが多いだろうが，とりあえずそれを拒否するのではなく，受け入れるとまではいかずとも受け止めるよう努力するのが重要であるということです。また患者自身の努力だけで上記のような「癖」を直していける範囲にはどうしても限界があるため，治療にあたっては家族の協力をあおいで「助けてもらう」のが不可欠であることについて説明しておくのも欠かすことはできません。

　無理もないことですが，少なくとも治療を始める時点では，患者は家族がこのような役割を果たす能力を持つか否かについて懐疑的ですし，あからさまに嘲笑的な態度をとることも少なくありません。それに対しては，治療では患者自身に対する指導だけでなく，家族に対しても患者との関わり方に関して指導が入ることになるため，家族が今まで通りの応対をずっと続けていくわけではないこと，それに伴い患者の自宅が，いわば「治療環境として作り替えられていく」ことになるという説明を，患者に対してあらかじめしておくことが有益です。

　次に家族に対しては，まず第3章で詳しく説明したような，患者に対する基本的介入方法（「凡人」として「豊かな語り口」で語るという関わり方）が詳しく指導されます。重要なことはこのような患者に対する関わり方を実践していくのが，親にとってもかなり骨の折れる訓練のプロセスにあたること，したがって家族がこのような関わり方の技能に習熟し，上達するためには時間がかかることを，患者と家族双方に対して最初からきちんと告げておくことです。他方で家族がこのような介入技術を身につけるためには，特殊な才能などはとりたてて必要とされないこと，したがって時間さえかければ必ず上達するであ

ろうことも強調しておく必要があるでしょう。最初のうち介入方法が下手であったとしても,「主治医の指示に従っていない」などと家族を責め立てないよう,患者に対して充分注意しておくことも必要でしょう。

さらに治療において薬物が果たす役割について,治療の開始段階で一応の説明を加えておくこともしばしば有益です。BPDという病気は薬物が大きく役立つことはまずないけれど,わずかではあっても治療の下支えとして役立つ場合があること,したがって薬物は状況によっては用いる可能性があることを,患者と家族双方に対して告げておいた方が好ましいでしょう。当初は薬物に対して拒否的な患者でも,治療経過を通して抑うつ的になった場合などに控え目に勧めてみると,服薬を承諾してくれるのは珍しいことではありません。

V　自宅を治療環境として作り替えていく

BPD治療を適切に進めるためには,自宅を治療環境としてふさわしいものとなるように作り替えていくための介入をおこなうことも欠かせません。具体的に言うならこれは以下の2つの要素からなる介入です。

第1に家の中から「極端なもの」「過激なもの」をできる限り取り除いていくように生活指導をすること。第2に第3章で述べたような患者に対する対応方法を,自宅の中でどのように適用するかを,治療者が家族に対して丁寧に繰り返し指導していくことです。

1．家の中から「極端なもの」「過激なもの」を取り除く

まず家の中から「極端なもの」「過激なもの」を取り除いていくよう生活指導をするとはどのようなことかについて説明しましょう。第2章でも説明したように,BPD患者には興奮を追い求める(sensation seeking)傾向がしばしば認められます。しかしではこうした患者が激しいもの,極端なものが得意で向いているのかと言えば,決してそうではありません。むしろ他人とのコミュニケーションの小さなつまずきにすら耐えられないほどに,さまざまな変化や刺激に対して脆弱で過敏な傾向があるのです。

たとえばこうした患者が,ディズニーランドなどの娯楽施設でハイテンショ

ン気味に朝から晩まで楽しく遊んだ後で，疲れて終日寝込んでしまう，生活リズムを乱す，抑うつが悪化する，さらにイライラが強まって家族にあたり散らすなどといったことは珍しくありません。こうした場合に，後で調子を乱さなくて済む程度の時間で切り上げて，早めに帰宅するよう患者に指導することが重要です。比較的無難な目安としては，その日の夕方までに帰宅することが挙げられるでしょう。

　もちろんこうした生活指導を治療者がおこなっていく際には，「回復してくるのに伴って，ある程度は無理がきくようになってくると思う」という予告も同時にしておくことが，患者や家族を過剰に落胆させないためにも必要です。このような指導をおこなっていく上で，家族の協力は欠かすことができません。

　それと同じように患者が残酷な描写のある小説，映画，テレビドラマ，ゲームやインターネットサイト，自殺の仕方や殺人事件について詳しく書かれた書物，あるいは過激な言葉が飛び交うバラエティ番組などを好んで見たがることもよくありますが，こうした「極端なもの」「過激なもの」が，BPD患者の精神状態に対して与えるマイナスの影響もまた無視できないものがあります。

　「あなたはそうしたものが好きかもしれないけれど，**少なくとも今のような時期に**はあまり向いていないと思う」という形で，患者がそうしたものから離れるよう指導することは重要でしょう。こうした方針に関して，患者だけでなく家族に対しても充分に説明をおこなった上で，自宅の中で周知徹底がなされなければ治療の実効を上げることはできません。

　「極端なもの」「過激なもの」は，なにも患者自身が追い求めることにより生じるとは限りません。夫婦喧嘩がしばしばみられるような家庭では，激しい刺激に対する患者の過敏さや弱さを引き合いに出した上で，少なくとも患者の見ているところ，あるいは患者に聞こえそうなところではできる限り喧嘩をしないように，本人の前で約束してもらうことも大切です。

　必ずしも夫婦喧嘩という形にまでは至らなくても，両親がお互いに対して長年にわたり不満を抱いており，配偶者に対するぐちや不満を患者相手にこぼし続けているというケースもよくみられます。これは相手のいないところでおこなわれる，いわば「欠席裁判」ですから，いきおい批判の舌鋒も鋭く過激なものになりがちです。このようなタイプの「極端さ」や「過激さ」もまた，患者

の不安定さに直結している場合がほとんどですから，自宅の中からできる限り取り除く必要があります。

　また一見すると些細なことのように見えるかもしれませんが，TVの政治討論番組やバラエティ番組などを見ながら，父親（場合によっては母親）が「この馬鹿野郎」などと過激な言葉で政治家やタレントなどを罵倒するのも，意外なほど患者にマイナスの影響を与えている場合が多いものです。ここでもまた「欠席裁判」に特有の「極端さ」や「過激さ」が，患者に対して有害な影響を与えることになるのです。

　では非難されて当然の行いをした人物に対して，過激な罵倒を加える場合であれば安全であるかといえば，もちろんそうではありません。凶悪な殺人事件を引き起こした犯人が逮捕されたというニュースを見ながら，家族が「こんな人間のクズはぶっ殺しちまえ」などと口を極めて罵っているのを聞いているうちに，患者が抑うつ的になり，イライラしてきたなどと訴えることは決して稀ではありません。このような場合，家族が非難している相手が自分ではないことを，患者はきちんと理解しているのですが，それでも言葉の「極端さ」「過激さ」にやられてしまうのです。

　では批判するのではなく，「極端に褒める」のであれば良いのかといえば，そうとも言えません。必ずしも患者と比較するのでなくても，「親戚の〜ちゃん」「患者の友人の〜君」が一流大学に入った，一流企業に就職した，良い結婚相手を見つけたといった内容を——さらっと触れるのなら良いのですが——家族が**強**く褒めそやすと，それだけで患者の調子が乱れることは珍しくありません。ちなみに患者に対するこうしたマイナスの影響は，家族が絶賛する相手が現実の身近な人物でなく，TVなどのメディア上の登場人物であってもまったく同じように現れる傾向があるので注意が必要です。

　「極端なもの」「過激なもの」に触れることによる患者の不調は，治療者が積極的に指摘していかない限り，患者自身でさえそれと気付かない場合がほとんどです。したがって治療を始める際に，治療者が以上のような問題についてきちんと説明し，自宅で「極端なもの」「過激なもの」が生じることに一定の歯止めをかけておくのは，その後の治療を比較的波乱なく進めていく上で不可欠と言って良いでしょう。

2．家族が自宅で「凡人」として「豊かな語り口」で語れるよう指導する

　次に第3章で詳しく述べたような，「凡人」として「豊かな語り口」で語るという対応方法を自宅で適用する方法を，治療者が家族に対してどのように指導していくかについて説明しましょう。なぜ指導が必要になるかといえば，これらの対応方法を自宅できちんと実践することは意外に難しいからです。「豊かな語り口」で語るのは，小さな子どもに語りかけるのと同じような語り口ということで，まだ家族にとって見当がつけやすいかもしれません。しかし家族が「凡人」としての立ち位置を保つことは，少なくとも家族がこうした治療のやり方にかなり習熟した後でなければ難しいでしょう。

　たとえば母親と一緒に買い物に行った患者が，帰宅途中の電車の中に買ったケーキを置き忘れてなくしてしまったにもかかわらず，さして熱心に探すこともしないまま「なくなったものは仕方がないよ」と言ってケロッとしていたとします。そのような場合にこの母親はどのような応対をすべきなのでしょう。「親に買ってもらったものをなくしたくせに，その態度は何だ」と怒るべきなのでしょうか。それとも少々釈然としない気持ちを抑えながら「そうだね，なくなったものは仕方がないよね」と患者に共感してみせるべきなのでしょうか。

　家族が「凡人」として患者に関わるとは，これらいずれをすることでもありません。患者の発言が正しいか間違っているかについてあげつらったり，親の個人的意見や感想などについて話す前に，しておかねばならない作業がたくさんあるのです。とりわけ重要なのは「なくなってしまったものは仕方ない」という患者の言語的行動が，周囲の状況に対して適切なものとなっているかどうか，言い換えれば患者が言葉を適切に用いることができているかどうかについて，正面から検討していくことです。

　第3章でも述べたように，これは小さな子どもに言葉を教えていく時に，親がとる態度ととてもよく似ています。すなわち上記のような状況でケロッとして「なくなってしまったものは仕方ないよ」と言う患者に腹を立てる前に，この患者がはたしてこの言葉を適切に用いることができているかどうかについて疑っていくこと，そしてもし変わった用い方をしていたなら，それを適切な普通の用い方に置き換えていけるように援助していくことが重要なのです。これ

は基本的には子どものふるまいに変な癖がついてしまったのを，親が直してやるのと何ら変わるところはありません。

　この患者の「仕方ない」という言葉の使い方がどこか奇妙なのは，ケーキを買ったのが本人ではなく患者の母親であり，患者は荷物持ちとしてそれを預かったという立場だからです。「なくなったものは仕方がないよ」という言葉は，母親が言うのであれば普通の言い方なのですが，患者が言うのは──必ずしも間違っているわけではありませんが──変わった言い方であるということになるでしょう。

　このような場合に，「こういう時には〈仕方がない〉じゃなくて，〈申し訳ない〉とか〈大ショック〉とか〈残念〉とか〈ごめんなさい〉って言うのよ」と小さな子どもに言葉を教えるように優しく言うのは，大人同士であればまずあり得ません。しかしBPD患者を対象とした場合，患者自身の代わりに周囲の状況を観察し，患者自身がおこなっている「変わった」言語的ふるまいを，その状況にふさわしい「普通の」言語的ふるまいへと置き換えていくよう促すような介入がしばしば必要になるのです。

　家族が「凡人」としての立ち位置を保つという方針の中には，BPD患者の「非凡好み」に，家族があまり付き合い過ぎないよう心がけることも含まれています。こうした患者が本を読んだ後に，あるいはTVなどを見た後で，家族に対して哲学的，文学的，あるいは政治的な議論をしかけてくるのはよくあることですが，患者の話をひとわたり丁寧に聞くのは良いとしても，深く頷いたりする必要はありませんし，まして抽象的な議論を「活発に」患者と交わす必要などまったくありません。

　むしろこうした抽象的な話題に対して，抽象度を上げる方向ではなく，常に抽象度を下げる方向で家族が応対していくことが重要です。小さな子どもでもたやすくわかるような世俗的な話，患者が軽視することの多い日常生活の基本に関わる話へとなるべく向け替えていくことが重要です。

　たとえば昼夜逆転した，ゲームやインターネット三昧の生活を送りながら，家族に暴力をふるいつつ長期にわたり引きこもり生活を続けている患者がいたとしましょう。この原則は，その患者がTVのニュースや政治番組などを見ながら「ユニークな」見解を披露した時，あるいは難しい哲学書に書かれている

ことなどについて得々と語った時などに，家族は以下のような対応をしていく必要があるということです。

　すなわち患者の話をひとわたり丁寧に聞くのは良いとしても，深く頷いたりする必要はありませんし，まして抽象的な議論を「活発に」患者と交わす必要などまったくありません。むしろ話題を，患者が軽く見ることの多い，日常生活の基本に関するもの，小さな子どもでもわかるような内容へと常に向け替えていくことが重要です。

　BPD患者は少なくとも見かけ上は一人前の大人とも見えるのが常ですから，家族にしてみればこうした関わり方を本当にして良いものかどうかについて，ためらいがあるのは当然です。また家族がこうした介入をしたとしても，第3章でも述べたように患者がそれを喜ぶことはまずありませんし，少なくとも最初のうちは素直に受け入れることも稀（まれ）でしょう。家族が「凡人」としての立ち位置を保って関わることには以上のような困難がつきものですから，家族がこうした応対を粘り強く続けていけるようにするためには，治療者の充分な指導や支援が不可欠なのです。

　こうした関わりを補完する上で，治療者が患者からだけでなく，家族からの電話相談あるいは電話診察に積極的に応じていくのは，第10章でも詳しく論じるようにしばしば治療的に有益です。ただしこうした電話相談あるいは電話診察で重視されるのは，患者や家族の悩みごとの内容について治療者が相談に乗ることではありません。むしろ患者の置かれた状況や文脈に対する患者の言語的ふるまいが，・普・通なのか・変・わ・っ・て・い・るのかについて検討するという場合に，個々の具体的な状況においてどのようなことをどれほど取り上げるべきかについて家族が治療者に相談することの方が，治療上のプラスははるかに大きいでしょう。

　こうした電話相談は診察の合い間に応じる場合もありますし，着信記録に基づいて筆者が折り返し電話をするという形で，深夜を除く夜間や休診日に受ける場合もあります。当然ながら多くの場合，こうした電話連絡に対して筆者が即座に対応できるわけではありませんし，場合によっては半日近くたってからようやく返事ができることも珍しくありません。

　しかしこのような形で治療者と連絡が取れること，言い換えれば治療者とつながっているという感覚がわずかでも保てることには，家族が「凡人」として

の立ち位置を保っていく上で，無視できない程度にプラスの影響があるのです。

VI　BPDの病因についてどのように説明するか

　前項で述べたこととも関連しますが，家族面接を首尾よく導入するためには，BPDの病因はどのようなものであると考えられているか，そしてなによりBPDを発症する上で，家族（両親）はどれくらい関わりがあると考えられているのかについて，患者や家族にひとわたり説明しておく必要があります。なぜなら家族がBPDの治療に何らかの貢献ができるという発想は，患者自身にとってだけでなく，家族にとっても容易に受け入れがたい面があるからです。
　たとえばBPD患者はしばしば親の育て方が拙いせいで，あるいは親から心的外傷を与えられたせいで自分は病気になったと主張するわけですから，家族の協力のもとに治療を進めていくなどと言われても，いまさら家族が貢献できることなど何もないと考えがちでしょう。
　他方で家族の側からすれば，子どもが精神疾患を発症したという事実それ自体が，自分たちが何か悪いことをしたに違いないという恐れを引き起こすことになります。したがって両親が「自分たちが育てていくうちに〈子どもを病気にしてしまった〉のだから，自分たちに子どもを治す手助けなどできないのではないか」と考えがちなのも無理はないことなのかもしれません。
　しかしこうした「親原因説」に対しては，最近大いに疑いの目が向けられるようになってきていることを家族も，そして患者自身も認識しておく必要があります。たしかにBPDの発症に対して遺伝的要因だけでなく，環境要因も大きな影響を与えていることは間違いありません。ところがその「環境要因」という言葉の意味が，今世紀に入ってなされた行動遺伝学的研究によってほぼ書き換えられてしまったことは，意外なほど知られていないようです[70, 74]。
　すなわちこれまで心理療法で「環境が与える影響」について論じる場合，それはおおむね患者の生育環境を意味していました。そしてそのような環境は，大半の場合「家族に共有される環境（家族構成員に共有され，家族を互いに似通ったものにさせる働きを持つような環境）」であるとみなされてきたのです。われわれは同じ環境を共有すると，同じ経験をし，同じことを学習していると

考えがちですから，セラピストたちがそのように考えたのも無理ならぬことかもしれません。

　ところが最近なされた大規模な遺伝研究では，BPDの特徴は大まかに言えば遺伝的要因と「家族に共有されない環境要因（家族構成員に共有されず，家族を互いに異なったものにする働きを持つような環境要因）」という2つの要因によって伝達されることが明らかにされているのです[19, 20]。ちなみに「家族に共有されない環境要因」とは，必ずしも患者が家庭の外で経験する出来事——たとえば患者がどのような友人と付き合っていたか——だけを意味しているわけではないことに注意してください。家族が家庭の中で経験する出来事に関しても，家庭環境が持つ意味や，それが与える影響は，個々の家族メンバーごとに異なるのです。

　これらの研究で明らかになったのは以下の2つの事項でした。第1に家族間でBPDの特徴が同じようにあらわれているとすれば，それは主として遺伝的影響に基づくものであること。第2に家族間でBPDの特徴の出現の仕方が異なる——ある家族メンバーにはBPDの特徴があらわれ，他の家族メンバーにはあらわれない——とすれば，それは主として家庭の内外における「家族に共有されない環境要因」に由来するものであることです。

　これまでBPD患者——あるいはセラピスト——が親の育て方を糾弾する場合，たとえば「親が患者を情動的に無視した」から，あるいは逆に「患者が親から分離していくのを親が望まなかった（すなわち過保護であった）」からこの障害を発症したというふうに，一定の「親の関わり方」が原因であるとするような論調をとる場合が大半でした。しかし親の関わり方が子どもに与える影響が，個々の家族メンバー（たとえば兄弟）ごとに異なるなら，そのようなものを単純に「親の関わり方の特徴」とは呼べないことになります。このような意味で，さきに挙げた行動遺伝学的知見は，BPDの治療をおこなっていく上でも重大な意義を持つものと言えるでしょう。

　では子育ての問題と並んで患者から訴えられることの多い，心的外傷についてはどうでしょう。これまで虐待と子どものメンタルヘルスの関係については数多くの研究がなされてきましたが，それらの研究には数多くの方法論上の問題がみられたため，それらの研究から得られた結果をどの程度一般化して良い

かについては疑念が抱かれてきました[24]。そのような問題を克服した，画期的と言って良い研究が比較的最近になって公にされましたが，そこから得られた結果は少々意外なものだったのです[25]。

何よりも意外だったのは，身体的虐待それ自体は，後に精神疾患が発症するかどうかに対して，わずかな影響しか与えないという結果がもたらされたことでしょう。親の教育程度，家庭の生活水準，離婚や死別，再婚などの形で親に生じた変化，親（あるいは継父母）との間でしっかりした愛着が形成されているかどうか，そして子どもの知能指数といった社会的，家族的，個人的要因が与える影響を補正した場合，身体的虐待がメンタルヘルスに与えるとされる長期的影響は，統計的に有意とはいえないレベルにまで低下してしまったのです。

それとは対照的に性的虐待は，それ自体がメンタルヘルスに対して長期にわたりマイナスの影響を与えることが明らかになりました。性的虐待がなされた場合，そうでない場合に比べて，後になんらかの精神疾患に罹患するリスクが約2.4倍高まるのです。もっとも性的虐待の大半は家族によってではなく，被害者の顔見知りにあたる他人によってなされますから，この結果自体は「BPD親原因説」をとりたてて支持するものとは言えないでしょう[注2]。

以上に述べてきたことからも明らかなように，これまで長きにわたって盛んに喧伝されてきた「BPD親原因説」は，最近なされた実証的研究によってその根拠が大きく揺らぎつつあります。ただし筆者が「親原因説」が問題だと考えるのは，必ずしもそれが実証性に乏しいという理由からではありません。「親原因説」などにかまけていられるほど家族にとって，そして何よりもBPD患者自身にとって，治療のために与えられた時間は長くないからです。

第6章で詳しく説明するように，BPD患者は治療を通して非常に多くの心理社会的能力を獲得しなければなりません。社会的予後を考えるなら，できれば20代の終わり頃まで，遅くとも30代半ばまでに，患者は「〈学び／学ばれる関係〉に耐えられる能力」をはじめとしたさまざまな社会的能力に関して充

注2）性的虐待をおこなうのは，その子どもを知ってはいるが，家族メンバーではない人物――たとえば家族の友人，ベビーシッター，あるいは隣人など――である場合が大半である（約60％）。その子どもの家族メンバーにより性的虐待がなされる割合は約30％であり，その中には父親や兄弟だけでなく，叔父あるいは従兄弟を含む。まったく見知らぬ人物から性的虐待を受ける割合は10％にすぎない。

分な改善を示している必要があるでしょう。そしてそれに間に合うように治療をおこなうためには，家族の協力は欠かすことができません。

すなわち家族は自分たちが子どもを病気にしたのかどうかについて悩んでいる暇など，本当はないのです。今すぐにでも助けなければ，重要な社会的能力の多くを獲得できないままに終わってしまうかもしれない子どもが目の前にいるのですから。このような視点を持つことは患者自身にとっても重要です。病気になる以前の家族の関わりが，患者にとってどれほど満足のいかないものであったとしても，それは必ずしも家族が治療者の指導のもとに，患者に対して治療的関わりを持つ能力がないことを意味しているわけではないのです。

Ⅶ　治療に伴う苦痛やストレスについて事前に説明しておくこと

これまで述べたことと並んで重要なのは，治療のプロセスには苦痛やストレスが必ず伴うのを，事前に患者や家族に対して充分に説明しておくことです。これは患者や家族に対して，地道にこつこつと治療に取り組めば，時間はかかるが努力した分だけは必ず治るという説明をすることと矛盾しません。むしろこれら2つの説明は同時になされることが望ましいでしょう。これはたとえば「治りますか」という家族からの問いかけに対して，あるいは「もう一生治らない」「ホームレスになるしかない」という患者の嘆きに対して，以下のような説明をおこなうということです。

「この病気は，適切な治療さえ受ければ治りは良いと思います。ただし回復するまでには時間がかかります。またこの治療は，ご本人にとって決して楽なものではありません。単なる悩みごと相談というよりも，ご本人に不足しているさまざまな心理的・社会的能力を補うための反復トレーニングを主眼とするものだからです。したがって地道に治療に取り組んでいけば，かけた時間の分だけは必ず改善するでしょうが，それを継続できるようにするためには，家族の方の協力と本人の粘り強い努力が欠かせません」。

ここで述べられているポイントは以下の2つです。第1に治療を受けることにより，長期的にはBPDからの回復という大きな利益が得られること。第2

に回復という大きな利益を長期的に得るために，患者は短期的には治療（反復トレーニング）に由来する苦痛やストレスに耐えねばならないということです。

これは医療全般について考えるなら，何を今さらというほど当たり前のことかもしれません。外科的治療を受けるなら身体を傷つけられるのを受け入れるほかありませんし，内科的治療ですら観血的検査や注射といった，痛みを伴う処置がなされることは珍しくないからです。その際もし患者が「目先の苦痛を避ける」という短期的な利益を得ることの方を優先させるなら，「病からの回復」という大きな利益を長期的に得ることはできないでしょう。

これと同じようなことがBPD治療に関しても言えるでしょう。たとえば筆者はBPD患者と家族の双方に——無理強いはしませんが——患者の日々の生活ぶりや家族との関わりについて，記録しておいてもらうようしばしば依頼します。そして面接の中で両者を照らし合わせるような形で取り上げていくのです。たとえ記録がなされない場合でさえ，家族面接をおこなっていくなら，同じ出来事について家族という他人の視点から，患者とは異なる判断や評価がなされることは珍しくありません。

これらはいずれも短期的には患者に対して苦痛をもたらすことになりますが，「病からの回復」という大きな利益を長期的に得るためには欠かすことができないプロセスでしょう。なぜなら反復トレーニングを主眼とする治療をおこなうということは，要は患者の言動が継続的に観察され，評価された上で修正されるということに他ならないからです。

しかしBPD患者にとって，このような治療の枠組みを受け入れるのは決してたやすいことではありません。なぜならこうした患者には長期的に得られる大きな利益ではなく，短期的に得られる小さな利益の方を選択する——ちなみにこれは行動分析学的な視点から見た衝動性の定義そのものです[1,62]——強い傾向がみられるからです。

逆に言うならこのような治療の枠組みを最初から提示し，それをたとえ口約束という形であれ患者－家族－治療者の間で共有できるなら，その後の治療で生じるさまざまなストレスに患者が耐えていく上での下支えになるだけでなく，衝動性というBPDの代表的な病理の1つに対して，一定の歯止めがかけやすくなるのです。

VIII 治療の見通しについて説明すること

　これまでに述べてきたことに加えて，筆者がおこなう BPD 治療の見通しについて以下のような説明することがしばしば有益です。すなわち家族の協力のもとに，きちんと適切な治療さえするなら，時間はかかるが治りは良いこと。自傷行為，自殺未遂，暴力行為，感情不安定性，易怒性といった大変な症状が目立つのはせいぜい半年から長くても1年程度であり，その後はだいぶ楽になってくること。

　しかしこれは BPD 治療にとっては比較的重要性の少ない準備段階（第1段階）にすぎないこと。より重要なのは，患者の対人関係能力を向上させること，「反応傾向（癖）」をわれわれとおおむね似通ったものへと設定し直すこと，そして言葉の意味を把握する場合の「プロトタイプ（典型例）」を，常識的なものへと設定し直すことといった，患者の社会的能力を向上させるために必要な治療プロセスであること（第2段階）。また適切な治療を継続するなら，3年から4年程度で社会的能力に関してもかなり大きな改善が見込めることです。

　また治療経過は以下のように必ず螺旋状の経過をたどることを，患者や家族にあらかじめ説明しておくことも重要です。たとえば患者が軽快する→家族が安心する→患者への応対が通常のものへと変化する→患者が増悪するというパターンや，患者の意欲が高まる→何か新しいことを始める→思ったほどうまくいかない→患者が増悪するというパターンがそれです。

　このように患者が軽快することが，そのまま増悪の引き金になる場合がしばしばあること，ただしそのような経過をたどったとしても，患者がもとに戻ってしまったわけではないこと，同じことを繰り返しているように見えながらも，少しずつ確実に患者の状態は改善されていくであろうことを患者や家族にあらかじめ伝えておくと，治療経過を通して患者や家族が過剰に落胆するのを予防することができます。

　また患者の対人関係に関する過敏さや，変化に対する弱さなどの特徴は，経過とともにかなり弱まっていくとしても，ある程度は残ると考えられることも，患者を過剰に落胆させないように注意しながら，あらかじめ話しておくと良い

でしょう。

　またBPD患者にしばしばみられる強い依存傾向や退行現象に，どのように対処していくかについて，事前に説明しておくのも欠かすことはできません。社会的機能が長期にわたり大きく障害されるのはBPDの特徴の1つですから，こうした患者が家族に依存するのはやむを得ない面があるでしょう。しかしBPD患者の場合，家族にべったりと依存しつつ——ただし依存しているという自覚には乏しいまま——激しい非難や攻撃を加える，いわば支配的依存あるいは依存的支配という形をとることが少なくありません。

　したがって他人に依存するには作法というものがあること，きちんとした作法に則ることなく依存させてもらおうと思ってもうまくいかないこと，逆に言うなら他人（家族）に「これなら依存させてあげよう」と思ってもらえるような態度をとれるよう，患者が努力する必要があることを，家族面接の中で説明しておくことは重要です。

　「依存」という言葉に抵抗を感じる患者も少なくありませんから，必要な時に他人に対してきちんと作法に則って依存することができる能力は，人間が自立していく上で重要な能力の1つであることを説明しても良いでしょう。その上で家族に対して，患者が「素直な可愛らしい依存」を示した場合にはポジティブフィードバックを，「支配的依存あるいは依存的支配」を示した場合にはネガティブフィードバックを，それぞれ与えるように指導していくことになります。

第6章

治療の進め方
「人の世（世間）」に参加するために必要な能力を身につけること

　前章では治療の始め方についてあらましを述べましたが，いよいよ本章では治療の進め方について説明することにしましょう。これまで述べてきたことからもわかるように，BPD治療は主として対人関係やコミュニケーションに関連するような，さまざまな心理社会的能力を患者が習得していくための，反復トレーニングとしておこなわれることになります。またたとえトレーニングの導入自体は面接の中でなされるとしても，その実践は主として自宅における家族との関わりの中でなされることになるでしょう。その意味でこれから述べる治療のすべてのプロセスにおいて，家族の全面的な協力が必要とされることを忘れないでください。

　ではBPD患者が習得していかなければならない，主として対人関係やコミュニケーションに関連するような心理社会的能力とはどのようなものでしょうか。細かく数え上げていけばきりがないかもしれませんが，筆者がとりわけ重視しているのは「〈学び／学ばれる関係〉に耐えられる能力」「〈人の気持ちや考えをなぞる〉能力」という2つの能力です。

　後に詳しく論じるように，これら2つの能力は相互に関連しており，まったく別個に習得されるようなものではありません。なぜならこれらの心理社会的能力はいずれも，患者が「人の世（世間）」に参加する上で不可欠と言って良い能力だからです。逆に言うならBPDの治療とは，患者が「人の世（世間）」に参加することが許されるようになるために必要な能力の習得であると言って良いでしょう。以下ではこれらの能力を習得するための方法について，具体的に説明していくことにしましょう。

I 「学び／学ばれる関係」に耐えられる能力を向上させる

　BPDを治療していく上で最も重要なことの1つは，彼らが通常の対話関係——「学び／学ばれる関係」（第4章を参照）——の中に入っていくために必要とされる能力を，患者に習得させることです。ただしこれまでに述べてきたことからもわかるように，こうした能力を習得するプロセスには，BPD患者にとってしばしば少なからざるストレスが伴うことになります。したがってこの治療プロセスを円滑に進めるためには，以下のような2つの方法を同時に併用することが望ましいでしょう。

自宅で家族が「豊かな語り口」で患者と関わる

　第1に本書の第3章で「豊かな語り口（redundant speaking style）」として定式化したような患者との関わり方を，自宅の中で家族に多用してもらうことです[54, 55, 56]。これは他人とのコミュニケーションを通して，他人からものを学んだり，自分のことが他人によって学ばれたりといった，社会的交流をおこなう場合にさまざまな形で生じる，患者自身や他人の変化——自分の正しいと思っていたことが間違っていた，自分がものを知らなかったことがわかった，あるいは自分の言動が引き金となって他人の表情や口調が変化した，自分の言動が予想外の受け取り方をされた，など——に際して，患者に生じがちな苦痛の程度を和らげ，患者が他人との交流から脱落しなくて済むようにするための介入です（第3章を参照）。

　具体的な関わり方の詳細については第3章のIの項を参照してもらいたいのですが，こうした日常生活における家族の治療的関わり——これは家族と患者の間の会話というよりも，他人との間で言葉をかけたり，かけられたりという経験に伴う変化に耐える能力を向上させるためにおこなわれる，会話のふりをした反復トレーニングと言うべきでしょう——をおこなうことにより，自宅で起こる無用のトラブルを減らすことが可能です。

小さな家事をさせる

　第2に自分と他人の違いが明らかにされてしまうような出来事（コミュニケーションのつまずき）が生じた状況に対して患者が耐え，さらにコミュニケー

ションを志向していく能力を向上させるためのトレーニングをおこないます。これは患者が自発的にはすることを望んでいないが，家族はそれを望んでいる行動に取りかかるよう指示されるという形で，「自分と他人の違いが明らかにされてしまうような小状況」を，継続的に少しずつ家族に作り出してもらうというトレーニングです。

このトレーニングは実践上〈自分のしたいことをやっているのを他人によって切り上げさせられること〉，そして〈自分からしたくはないことを，自分がやりたくないタイミングで他人からさせられること〉という2つの要素に分けておこなわれます。

具体的に言うと前者はTV，ゲーム，インターネットなどの，比較的患者が自分からやりたがるようなものを，1〜2時間で切り上げさせることであり，後者は患者がやりたいことをしている時，あるいは暇そうにしている時などに，患者が自分からはしたがらないことを言いつけられることです。言いつけられる内容は，少なくとも最初のうちは，すぐに始めて終えることができるような，そして患者が自分からやりたがることの少ない，便所掃除，皿洗い，近所への買い物，洗濯物の取り込みといった小さな家事であることが望ましいでしょう。

また指示される内容や指示のタイミングは，たとえば皿洗いに慣れてそれをしたがるようであれば，別の用事をわざと別のタイミングで頼むといった形で，毎日少しずつずらしていく必要があります。さらに指示する内容自体に関しても，洗濯物を干すことを例にとって言うなら，最初はただ洗濯物を干せばよしとするようなレベルから，「ピンとさせて干す」よう要求するレベルへと，少しずつ要求水準を変化させていくことが重要です。

ちなみにこれは，患者が自発的に家事をすることとは基本的に無関係におこなわれるべき介入であることに注意する必要があります。もちろん患者が自発的に家事をしてくれるなら，それはそれで大変に結構なことですが，自発的にすることは させられることの代わりにはなりません。なぜならこのトレーニングで最も重要なのは，患者が自発的に何かを計画し，それを実行に移す——すなわち自分でコントロールする——ことではなく，「自分と他人の違いが明らかにされてしまうような小状況（コミュニケーションのうまずき）」に直面しても，患者が動きを止めることなく速やかに反応できる能力を習得するという

過程だからです。

　第4章で論じたことに即して言うなら，これは新たな「反応傾向（癖）」を患者に習得させるための反復訓練ということにもなるでしょう。したがってたとえ身体を動かすことはできなくても，家族から指示がなされたなら，少なくとも「はい」「わかった」などの言語的動作だけは即座に返すことができるよう患者に指導しておくことが重要です。

　最初のうちは実際に身体を動かすことはもとより，このような言語的動作さえしようとしない患者が少なくありませんが，「このような反応が実際にできるかどうかは別にして，少なくともできるようになることが望ましい」という枠組みを作り上げていくこと自体に治療的意義があるのです。

　このようなトレーニングを始める場合，それが患者にとって親の想像をはるかに超えた大きな苦痛を引き起こすであろうことを，家族に対して事前に必ず説明しておく必要があります。そしてたとえ患者が声かけに対して無反応，あるいは怒り出すことがあったとしても，粘り強く継続的に指示を出し続けてもらうよう指導します。

　たとえば声かけに対して患者が怒り出し，家族が退却しなければならない場合でさえ「本当はやった方が良いんだけどねえ」などと一言つぶやいてから退出してもらうようにするのです。家族が指示を与えることをあきらめさえしなければ，おおむね3カ月ほどこのような関わりを続けていくうちに，患者の「反応傾向（癖）」は少しずつ変化しはじめることでしょう。

　またこうしたトレーニングをさせられるのは辛いかもしれないが，書物ではなく〈人〉からものを学ぶ辛さに耐えられる能力を身につける上で，あるいは自分の気持ちや考えを〈人〉に学ばれてしまう辛さに耐えられる能力（たとえば「相手の申し出を患者が断った時に相手の表情や言動に生じる，患者にとっては思いがけない変化に耐えられる能力」）を身につける上で，大きく役立つという説明を患者におこなうことにより，このような治療プロセスを比較的トラブルなく進めていくことが可能になります。

「飽きて」しまってからがトレーニングの本番

　ちなみに患者の中にはこうしたトレーニングの必要性を治療者が説明すると，〈喜び勇んで〉といった調子で取りかかろうとする者も少数ながら存在し

ます。このようにトレーニングを始める患者の治療が，そうでない患者に比べてはかどるかといえば必ずしもそうとも言えません。なぜならそうした患者は大半の場合，2週間から1カ月もするとトレーニングを継続することに「飽きてしまう」からです。

　やる気を出して自発的にトレーニングを始めたはずの患者が，突然パタッと何もかも放棄して寝てばかりいるようになってしまうことは珍しくありませんが，事前に家族や患者自身にこのようなパターンが生じる可能性について説明しておかないと，家族はとても落胆してしまいます。またたとえ表面的にはしれっとしているように見えても，何ごとかを始めてそれが持続できなかった場合，患者の自己評価がより低下するのもよくみられるパターンです。

　実際にはそこからがトレーニングの本番であり，「自発的にやるのに飽きてしまった後も，さらにずっと続けられる」ような行動習性（「反応傾向（癖）」）を身につけるための訓練を改めて再開するのだということを，治療開始時に充分に説明しておくことで，家族や患者が抱きがちなこうした失望や落胆を防ぐことが可能です。またここで患者に求められているのは，さらなる「やる気」や「根性」ではなく，「諦め（トレーニングを続けるほかはないのを，諦念とともに受け入れるというプロセス）」であることについても，同時に説明しておくのが望ましいでしょう。

II 「人の気持ちや考えをなぞる」能力を向上させる

　「学び／学ばれる関係」に耐えられる能力を身につけることに劣らず重要なのが，「人の気持ちや考えをなぞる」ように他人の話を聴き取っていく能力を身につけることです。これは家族をはじめとする他人の言ったことを，相手の気持ちや考えに忠実に沿って学ぶことができる能力を意味しています。これは必ずしも他人の「言ったこと」を聴き取る場合に限らず，他人が「書いたもの（小説，手紙，メールなど）」を読み取る場合にも，まったく同じように必要とされる能力です。具体的に言うならこれは以下の3項目からなるトレーニングです。

1. 他人の話をただ「聞く」，他人の書いたものをただ「読む」というよりも，むし

ろ習字の練習帳でもなぞるような調子で「なぞる」よう，家族の協力のもとに患者に対して繰り返し促していくこと。
2．相手の気持ちや考えを「なぞっていく」際に，「相手の言っていること，書いていることのほぼすべてを，とりあえず理のあるもの，正しいものとしてそのまま受け入れる」努力をするよう患者に促すこと。
3．相手（家族）の気持ちや考えを患者がなぞり切れていない時には，相手（家族）の側から「待った」をかけてもらうよう促すこと。また患者の側でも，そのような場合に自分や相手に生じる微かな違和感を敏感に察知し，細かく相手（家族）に確認していくように指導すること。

　これら3つの項目は相互に密接に関連しており，それぞれが果たしている治療的機能を別個に扱えるようなものではありません。しかし以下では便宜上，個々の項目に対応する形で順を追って説明していくことにしましょう。
　人の気持ちや考えを「なぞる」とは
　第1項は患者が衝動的な話の聞き方や読み方をしてしまう傾向があるのを防止するのを主な目的としたトレーニングです。衝動的な話の聞き方とは耳慣れない表現と思われる方もいるかもしれませんが，要は他人と話をする時に「相手が話している内容のうち，患者にとって刺激的な部分だけを，つまみ喰いでもするように聞く」という態度のことです。もちろんこれは他人の「書いたもの（小説，手紙，メールなど）」を読む場合でもまったく同じです。
　これは第2章でも説明したような，さまざまなタイプの衝動性（「忍耐力の欠如（lack of perseverance）」，「興奮を追い求めること（sensation seeking）」，「プラスの衝迫（positive urgency）」そして「マイナスの衝迫（negative urgency）」）と関連した症状です。すなわちこうした患者は，相手が話したり書いたりしたことのうち，患者にとってプラスマイナスいずれかの感情を強く引き起こしたり，「これは面白い」と興奮させられたりする部分だけをピックアップするようにして受け取り，残りの大部分はスルーしてしまうという傾向が極めて強く認められるということです。
　逆に言うならこうした患者には「刺激的な部分も刺激的でない部分も，選り好みせずに丁寧に聞く」「面白い部分も面白くない部分も，選り好みせずに丁寧

に読む」といった能力が著しく不足しているのです。BPD 患者の親はしばしば「この子は本当に人の話を聞いていません」と嘆くことがありますが，実際にはまったく聞いていないわけではなく，衝動的な話の聞き方をしているのです。

そのような傾向は多かれ少なかれ誰にでもみられるのだから，患者がそうしたからといって目くじらを立てることもないだろうと考える人もいるかもしれません。しかし BPD 患者のようにこのような聞き方や読み方が徹底された場合，それはしばしば相手の意図とは無関係なことを患者が勝手に学ぶことへと直結してしまう傾向があります。「人の気持ちや考えをなぞる」ための訓練とは，患者が相手の話を聞いたり，相手の書いたものを読み取ったりする上での過剰な自由を制限し，相手（「人」）に適度に縛られる能力を身につけるために必要とされるものです。

人の話を鵜呑みにする訓練

第 2 項は患者がまずは「相手が語っている，あるいは書いている言葉の意味」を適切に把握するために必要とされるトレーニングです。難しい哲学の本でも読むのならともかく，日常生活レベルの言葉のやりとりをするのに，どうして「言葉の意味を適切に把握するためのトレーニング」などが必要なのか，いぶかしく思う方も多いことでしょう。しかしとりわけ BPD 患者にとって，このようなトレーニングをすることは，彼らが他人と適切にコミュニケーションをすることができるようになる上で不可欠といって良いのです。

なぜなら第 3 章でも説明したように，BPD 患者は言葉の意味に関して変わった受け取り方をする——言葉の意味の「プロトタイプ（典型例）」把握が常識的なものからずれている——傾向がしばしば認められるからです。すなわち BPD 患者は他人の気持ちや考えについてわかるとかわからないとかいう以前に，そもそも相手が語る言葉の意味を適切に把握できていない場合が少なくないということです。

したがって BPD 患者が他人とコミュニケーションをおこなう場合，相手が話している，あるいは書いている言葉の意味がわかっているという前提から出発して，相手の気持ちや考えを探っていくという，ごく普通のプロセスをたどることが，しばしばとても難しくなってしまいます。第 2 項目の眼目は，このような手探りの状況から出発して，相手の言葉の意味を理解したいと望むな

ら，患者は「相手の言っていることは，ほとんど正しくて理にかなっている」という前提から出発するほかはないというところにあります。

　ちなみにこれは相手の言葉を好意的に解釈してあげるのとは基本的に無関係であることに注意してください。「相手が語る言葉の意味」と，「相手の気持ちや考え」が双方ともにわからない場合には，好むと好まざるとにかかわらず，患者は「相手がほとんど間違ったことを言わない」という前提から出発して「相手が語る言葉の意味」を探究するほかはないと言っているだけなのですから[18]。

　そのような探究を継続的におこなうことを通して「相手が語る言葉の意味」が確定されたなら，そこで初めて患者が相手の間違いを指摘したり，相手の意見に反対することにも意味が出てくるというわけです。そしてとりわけBPD患者の場合，「相手が語る言葉の意味」が確定されるまでに要する期間は決して短くありません。

　もともと他罰的な傾向が強いBPD患者にとって，この原則に従うのはとても難しいことです。赤の他人ならまだしも，目の前にいる家族の言うことが，自分と同じ程度に正しくて理にかなっていると考えるなんて，想像するだけでもむしずが走るという患者はいくらもいることでしょう。しかし「これはあなたが家族の言うことにきちんと——相手（家族）も納得するような形で——反論できるようになるための訓練なんだよ」と説明するなら，このようなトレーニングを導入することは必ずしも難しくはありません。

患者の「なぞり方」を評価・修正する

　第3項は患者の「なぞり方」が適切かどうかに対して，相手（家族）が評価や修正をおこなうというプロセスです。これは「人の気持ちや考えをなぞる」訓練というからには不可欠ともいえる介入ですが，相手（家族）から「違う」と言われる可能性を孕んだ，自分と他人の違いが明らかになってしまう可能性がある状況の中でも患者にとって最も辛いものの1つであることは，事前に患者や家族に対して充分に説明しておく必要があります。

　しかし患者が対人関係の問題を改善したいと本気で望んでいるなら，そしていずれ人の下に就いて就労したいと望むなら，どのみちこのような能力は不可欠となることを丁寧に説明した上で，「豊かな語り口」を用いて関わってもらうよう家族に指導するなら，この苦痛は必ずしも克服できないようなものでは

ありません。

またこのようなトレーニングを繰り返すうちに、患者自身にも次第に自分が相手の気持ちや考えを「なぞり切れていないな」という勘が働くようになってくることも珍しくありません。このような場合に相手（家族）に確認していくよう患者に促し、家族の側にもそのような「なぞり方の微調整プロセス」の重要性を強調し、それに積極的に応じるよう指導することを通して、患者の「人の気持ちや考えをなぞる」能力は次第に大きく向上していくことになります。

Ⅲ 「人の気持ちや考えをなぞる」訓練の実際

1. 他人の書いたものをなぞるように読み取る訓練

物語を身体で表現させる

「人の気持ちや考えをなぞる」能力を向上させるための訓練は、具体的には以下のような形でおこなわれることになります。「なぞり方」としては他人の言ったことを聴き取る場合でも、他人の書いたものを読み取る場合でもまったく同じですが、ここでは便宜上まず「他人が書いたものを読み取る」場合から説明することにしましょう。筆者が好んでテキストとして用いるのはイソップの寓話集です。

もちろん話が短くて読みやすく、言いまわしや内容が平易で、人間関係の基本について比喩を用いて示しているようなテキストが他にあればそれでもかまいません。ただし訓練の目的からいって、テキストとして用いる本は、挿し絵のあまり多過ぎないものの方が好ましいでしょう。さて「北風と太陽」という話を例に取れば、この訓練は以下のような形でおこなわれることになります。

まずは家族がつききりで見てやりながら、患者に大きな声で、口をきちんと開けて、ゆっくりと表情豊かにテキストを読むよう促します。当然ながら文章は平易で内容もわかりきったものなのですが、絶対に馬鹿にさせずに、いわば聖典でも読ませる時のように、真面目に読ませることが重要です。

その際ただ通り一遍に流して読ませるのではなく、1つ1つの文章について「これはどういうことをしてるのかな」「じゃあやって見せて」と患者に確認し

ていくことが重要です。すなわちテキストの中に自分を投入させるようにして読ませるのです。患者の「なぞり方」が足りないと家族が判断したなら、患者が怒り出さない範囲で何回でもやり直しをさせてかまいません。

たとえば「北風が旅人の上着を吹き飛ばそうとした」という文章を読むなら、北風がどのような表情で、どのような仕草で上着を吹き飛ばそうとしたかについて、できるだけ身体を使って表現させるのです。また身体表現をさせる場合には、当然のことながらなるべくユニークでない、平凡な「なぞり方」——いかにも怒っている感じの「怒り方」、いかにも逃げている感じの「逃げ方」、いかにも眠っている感じの「眠り方」——をさせることが重要です。

なぜならこれは「相手（作者）の言い分をなぞる」ように読み取ること、言い換えれば「相手（作者）に縛られる」ことの不自由さに耐えられる能力を身につけるための訓練なのですから、患者がいかに「ユニークな」読み取り方をしたか、まして物語を読んで患者がどのような感想を抱いたかなどは、基本的にどうでも良いことだからです。すなわち読んだ感想についてあれこれ言う以前に、そもそも患者がきちんと「なぞるように」読めているかどうかが問題なのです。

こうしたポイントを押さえておかないと、せっかくこの話を読ませても、患者が「世の中を変えられる権力を持っているのはいいけど、寒くしたり暑くしたりちょっと行きすぎだよね」「太陽もぽかぽか暖めるくらいならいいけど、じりじり暑かったら裸で水浴びしなきゃいけないから、男の人ならいいけど、女の人だったら大変だよね」といった、作者の意図とはずれた気ままな感想を抱いただけでおしまいということになりかねません。

「なぞるように読み取る」訓練をおこなっていった結果として、文脈の読み取りに関する患者のずれが明らかになることは決して珍しくありません。これは「北風と太陽」という話を例に取って言うなら、普通なら「北風は太陽との力比べに勝つために、旅人に対して悪意はないが上着を吹き飛ばそうとした」と読み取るところを、患者は「北風は旅人に対して悪意があったので上着を吹き飛ばそうとした」といった形で、変わった意味把握をしている場合が少なからずみられるということです。

あるいは「すっぱい葡萄」という話を例に取れば、普通なら「（キツネは）

一生懸命に葡萄を手に入れようと何回も努力したのに，うまくいかなくて悪態をついた」と読み取るところで，患者が「ちょっと葡萄が欲しくなって手を出したけれど，すぐにうまくいかなかったのでふてくされた」といった変わった読み取り方をしていたのが明らかになることもあります。

また文脈の読み取りというよりも，第3章でも述べたような言葉の意味のプロトタイプ（典型例）把握に関する患者のずれが明らかになる場合もあります。たとえば「乳しぼりの娘とミルク桶」という話で言うなら，乳しぼりの娘は「（ミルクを売ったお金で，あれもできる，これもできると楽しいことを空想して）うっとりした」という言葉を，患者が「ニヤリとした」という言葉に相当するような意味で受け取っていることが，身体を使って表現させることにより明らかになる場合も少なくありません。

患者の変わった読み取り方に介入する

患者がこうした読み取りをしていることが明らかになったら，家族はそれを見過ごさずに，以下のような形で介入していく必要があります。まずはそのような変わった読み取り方をしてしまった箇所に再び立ち戻って，「あなたにはどうしてもそう読めてしまうかもしれないけど」と前置きをした上で，それが「変わった」読み方であるという指摘をおこないます。

その上で変わった読み方をする癖がついているのは「悪いこと」ではないが，しばしば「悪いこと」をする以上に患者にとって危険であること，したがってまずはどれほど患者にとってピンと来なくても，普通に読み取る練習をする必要があると患者に指導していくのです。

文脈に関する読み取りのずれや，言葉の意味のプロトタイプ（典型例）把握に関する偏りをこうした形で繰り返し修正していくのは，第3章でも詳しく説明したように，BPDを適切に治療していく上で欠かすことができない介入です。

しかしこうした意味把握の偏り——変わった受け取り方——は，しばしば微妙で些細なものであるため，通常のコミュニケーションをおこなっていくだけでは明らかにすることが難しいという性質があります。「なぞるように読み取る」訓練をおこなうのは，患者の意味把握の偏りを明るみに出し，修正するという機会をもたらすためにも極めて重要なことであると言って良いでしょう。

2．他人の話をなぞるように聴き取る訓練
人の話を価値付けをせず傾聴するよう促す

　他人の書いたものを「読み取る」の話から説明しましたが，他人の話を「なぞるように聴き取る」場合もまったく同様です。この訓練はまず目の前の**人間**が話しているのを聴き取るのは，テレビ番組のタレントやアナウンサーが話しているのを聞くのとはまったく異なることに関して，患者の注意を促すことから始まります。なぜなら面白くないからといってすぐにチャンネルを替えたり，スイッチを切るわけにはいかないからです。また患者がしばしばそうしてしまうように，相手の話の好きなところや面白いところだけを，つまみ喰いするような形で聞くわけにはいかないことについても，はっきりと告げておく必要があるでしょう。

　すなわち患者は，話している相手が語る言葉に対して，面白いとかつまらないとか，重要であるとか些末であるとかの区別や価値付けをおこなうことなく**畏れ敬うようにして**傾聴する，言い換えれば相手が語る言葉の一字一句を，決して舐めてかかることなく聴けるようになる必要があるのです。これは「読み取る」訓練の場合と同じように「相手（話し手）に縛られる」ことの**不自由さに耐えられる能力**を身につけるための訓練と言って良いでしょう。

　「相手（話し手）に縛られる」ことの不自由さに耐えられる能力を身につけることに加えて重要なのは，さきに述べた第2項「話し手がまっとうで理にかなったことを喋っているという前提」に基づいて相手の話を聴き取っていく能力を身につけることです。「このあいだ母親が新宿駅まで買い物に出たら，ばったり知人に出くわした」という，ごくありふれた世間話を患者が聴き取る場合を例にとって考えるなら，これは「また母親がくだらない話をして」といった舐めた態度をとることなく，母親が友人に出会うに至るまでの状況を**絵に描けるくらいの精度**で，患者がひたすら正面から真面目に傾聴することです。

　このような姿勢をとった場合，患者（聞き手）は好むと好まざるとにかかわらず，自分のためでなく，話し手のために力を尽くして頭脳労働をすることにならざるを得ません。それは話し手（家族）により語られた言葉の中に，聞き手（患者）が自己を投入することを通して，それらの言葉の用いられ方（意味）

を探るだけでなく，それらの言葉の背後にありながら，いまだ語られてないさまざまな言葉を聴き取っていくという，真面目にやろうとすると意外に根気のいる作業です。

たとえばさきに挙げた母親の世間話を，なぞるように聴き取っていこうとするなら，患者は少なくとも以下のようなさまざまな事項について考えたり，想像をめぐらしたりしながら聴いていく必要があります。

「母親は何を買おうと思ったのか」「なぜ買おうと思ったのか」「なぜその日に出かけようと思ったのか」「買い物をしようとしたのは何という店か」「店の場所は新宿のどのあたりにあるのか」「店にたどり着くためには母親はどのような経路をたどる必要があるか」「知人に出会ったのはどこか」「その日の天気はどうだったのか」「周囲の状況はうるさかったのか，静かだったのか」「知人はどのような人か（年齢はいくつくらいか，ふだん何をしている人か，姿格好はどんな風か，喋り方はどのようか，といったこと）」「母親と知人は，もともとはどうして知り合ったのか」「母親との現在の関係はどうか」「母親は知人と出会った時にどのような印象を抱いたのか」といった事項がそれです。

話し手の望むように聴き取っていくよう促す

当然ながらこれらの事項は母親の経験に関することですから，患者が好きなように自由に考えて良い余地はほとんどありません。しかしBPD患者にとって他人の話を**自分の好きなように**聞くのではなく，**話し手の望むように**聴き取っていくのは，われわれが想像する以上に難しい課題なのです。実際のところ患者はコミュニケーションをおこなう際に，往々にしてこのような作業をしていません（では何をしているのかといえば，話し手の言っていることとは無関係なことを考えていたり，話し手が語った言葉の中の，面白い刺激的な部分だけを取り上げて，自分の自由な——あるいは好き勝手な——感想を述べたり，自分がより面白いと思う話へと話をすげ替えたりしているのです）。

問題は聞き手（患者）の側でそのような努力をしていなくても，広い意味での「コミュニケーション」は一応成り立ってしまうという点にあります。なぜなら本書の第2章でも説明したように，われわれがおこなうコミュニケーションは，必ずしも相互の情報伝達を目的としてなされるとは限らないからです。それどころかコミュニケーションをすること自体を目的とするようなコミュニ

ケーション，すなわち「つまずきのない，なめらかなコミュニケーション」をおこなうのは，われわれの日常的コミュニケーションの中で重要な位置を占めていると言って良いでしょう。

「つまずきのない，なめらかなコミュニケーション」を志向すること自体は，決して悪いことではありません。それどころかこのようなスタイルでコミュニケーションをおこなうことで，われわれは他人とのコミュニケーションから心地よさや安心感を得ることができます。しかしBPD患者のように「つまずきのない，なめらかなコミュニケーション」をひたすら志向すると，**話し手の望むように聴き取っていく**という，コミュニケーションの持つもう1つの重要な側面は，大きく損なわれてしまうことになってしまいます。

したがって**話し手の望むように聴き取っていく能力**を向上させるためには，患者が話し手（家族）の言葉を理解しているかどうかということ以前に，そもそも話し手の言葉を「なぞるように聴き取る」ための努力をきちんとしているかどうかを，話し手（家族）の側で定期的にチェックしていく必要があります。さきに述べた第3項「患者が話し手（家族）の気持ちや考えをなぞり切れていない時には，話し手（家族）の側から〈待った〉をかけてもらう」が必要なのはそのためです。

母親の世間話を聴き取るという例に再び戻って，このような介入を具体的にどのようにおこなうかについて説明しましょう。この治療プロセスは「母親が知人と新宿でばったり出会った」という状況を示す像を，話し手（母親）の指導のもとに聞き手（患者）が絵に描いていくことにとてもよく似ています。その際母親は話し手であると同時に，聞き手（患者）が話し手（母親）の話をどのように聴き取っていくべきかを，手取り足取り手ほどきするトレーナーでもあるという，一人二役をこなしていく必要があります。

当初患者が描く「母親が知人と新宿でばったり出会った」という像は穴だらけ，空白だらけであることが多いでしょう。母親だけはかろうじて存在しているでしょうが，知人の顔はのっぺらぼうで，身体や着ている服も空白のままかもしれません。通りを行く通行人もおらず，空も壁も何も描かれないままという場合だって少なくないことでしょう。

話し手（母親）はそれに待ったをかけて，その像の空白をひとつひとつ埋め

ていくという作業を粘り強く患者（聞き手）にさせていくのです。具体的には前節で説明したような「母親が知人と出会った状況」をめぐるさまざまな事項について，患者がどれくらい具体的に像を描いているかをときどきチェックした上で，十分な精度で描けていなければ，思い浮かべるように指導するのです。

　場合によっては本当にその状況を絵に描かせてみるのもいいでしょう。その絵には何が欠けているかを聞き手である患者が知ることを通して，話し手（母親）に対して次に何を質問しなければならないか——後に述べる「適切な合いの手」——が明らかになることは少なくありません。こうした作業を数限りなく繰り返すことを通して，患者は**話し手の望むように聴き取っていく**という，他人とコミュニケーションをしていく上で重要な能力に，次第に習熟していくことになります。

3．仕事をする能力との関連

　話し手の望むように聴き取る能力が重要なのは，もちろん世間話を聴く場合に限りません。むしろ他人から仕事を頼まれる場合の方が，この能力が必要とされる度合いははるかに大きいのです。これがどのようなことかについて，患者に家事を頼むという場面を例にとって，さらに具体的に説明することにしましょう。母親が患者に風呂場を洗うように頼み，患者はとりあえずそれを拒否することなく受け入れた，という状況です（おそらく患者はたまたま虫の居どころが良かったのでしょう）。

　ところが引き受けたはずの風呂掃除を，スマートフォンをいじっている患者はいっこうに始める気配がありません。頼まれてからそろそろ1時間も経とうという頃になって，患者はようやく掃除を始めます。しかし今度は風呂場にこもったきり，なかなか出て来ません。どうやらカビ取り洗剤を柄つきのスポンジにつけて，風呂場の天井や壁などのタイルのすき間に塗っているようです。母親はそんなことまで頼んだ覚えはないし，本当は風呂掃除の方はさっさと済ませて，他にやってもらいたい仕事があったのですが，注意するわけにもいきません。なぜなら患者は「**悪いこと**」をしているわけではないからです。かくして母親の困惑は深まっていくことになります……。

　これを「たかが風呂掃除だから」と軽く見てはなりません。なぜならBPD

患者が就労した場合，ほぼこれと同じメカニズムで，仕事上の大小さまざまなトラブルを引き起こすことが珍しくないからです。なぜなら——当たり前のことですが——自分（患者）がした仕事の内容が，仕事を頼んだ相手の望んだ範囲に収まっているかどうかは，自分自身で決めることはできないからです。

逆に言うなら患者が相手からの頼まれごと（仕事）を，相手の腑に落ちるような形でやり遂げることができるようになるためには，相手の気持ちや考えについて忖度(そんたく)するだけでなく，それを少なくとも6〜7割の精度で「当てる」ことができるところまで「人の気持ちをなぞる」能力を高めていく必要があるということです。このように書くとなにやら難しいことのように思われるかもしれませんが，自宅において以下のようなトレーニングを繰り返すことにより，このような能力は意外なくらい大きく向上させることが可能です。

すなわち家族に患者の仕事ぶりを観察してもらい，その仕事ぶりが家族の気持ちや考えをなぞるようなものになっているかどうかをチェックするのです。家族の気持ちや考えをなぞり切れていないと判断された場合には，途中で待ったをかけ「ここはもう少しやって欲しい」「ここまではしなくて良い（して欲しくない）」という形で細かくフィードバックを与えてもらいます。

これは「コミュニケーションのつまずき」をわざわざ作り出すわけですから，当然ながら患者にとってとても辛いものであることはあらかじめ患者と家族に対して十分に説明しておく必要があります。もっともBPD患者が他人とうまくコミュニケーションをしたり，持続的に他人と共同で仕事をしたりする能力を身につけたければ，どのみちこうした訓練は不可欠になることをあらかじめ説明しておけば，上記のような介入を自宅で始めてもらうのは決して難しくはありません。

このような家族の介入は，患者の苦痛や怒りの大きさを考慮しながら，最初はおっかなびっくり，大ざっぱな形でおこなわれることが多いでしょう。しかし治療者がこのようなトレーニングの必要性を，家族面接を利用して繰り返し説明し，患者がそれに慣れて，耐えられる力が向上してきたなら，次第に要求水準を高くしていってかまいません。最終的には相手（家族）の心の襞(ひだ)の奥までも読み取れるようになぞっていくことを目標とする心づもりで練習してもらうことが重要です。

このようなトレーニングを重ねることを通して，患者は「他人は自分の気持ちや考えを〈わかってくれる〉ために存在しているわけではないこと」，それどころか「他人の気持ちや考えを〈わかってあげる〉ために，自分の側で頭脳労働（努力）をしなければならないらしいこと」，さらに「他人の気持ちや考えがわかるとは，〈自分にわかること〉だけわかればいいわけではなく，〈自分にはまだわからないこと〉までわかるように努力しなければならないこと」を少しずつ，諦念（あきらめ）とともに受け入れていくことになります。

このような思い切り（諦念）が深まるのと平行して，BPD患者が他人と共同作業——世の中の仕事の大半は他人との共同作業です——をする能力だけでなく，他人に対して適切な形で共感をおこなう能力もまた大きく向上していくことになるのです（第10章を参照）。

4．「他人に過重な負担をかけずにコミュニケーションをおこなう能力」を身につけることとの関連

対人関係が続かない理由

「なぞるように聴き取る」訓練をおこなうことには，BPD患者のコミュニケーション能力を高めていく上でもう1つの重要な意義があります。それは患者が他人に過重な負担をかけずにコミュニケーションをおこなう能力を身につけることです。他人に「過重な負担」をかけるというと，患者の示す感情不安定性や衝動的な怒りのことを思い浮かべる方も多いでしょうが，ここで言いたいのはそういうことではありません。むしろ一応彼らが落ち着いている状態でコミュニケーションをおこなう際，患者自身もそうとは気付かぬうちに，相手に対して過重な負担をかけ続けているということを意味しているのです。

当たり前のことですが，コミュニケーションとは話し手と聞き手の共同作業です。幼児と養育者との間といった特殊な関係を除けば，コミュニケーションにかかる負担を片方だけが一方的に担うということは通常はあり得ません。しかしBPD患者には「人の気持ちや考えをなぞる」能力に乏しいため，どうしてもコミュニケーションにかかる負担を相手に丸投げしてしまうという傾向が認められるのです。

これは典型的には以下のような2つの形をとることが多いでしょう。第1に

患者は自由気ままにとりとめなく喋り，話し相手はそれを「なぞるように」聴き取るよう，多かれ少なかれ強いられる——場合によってはなぞり切れていないという理由で患者から責め立てられる——という関係。第2に話し相手が何かを喋ったとしても，患者の側ではそれを「なぞるように」聴き取る努力をほとんどしてくれないため，いわば「患者の聞きたいことしか聞いてもらえない」という関係です。

　無理もないことですが，世の中の多くの人はこうした関係に基づいてコミュニケーションを続けるのを好みませんから，とりたてて患者との間にトラブルが生じたということでなくとも，患者と周囲の人々の間には，時とともに「なんとなく」距離が生じやすいでしょう。BPD患者はしばしば対人関係が続かないと訴えますが，その大きな理由の1つはこのようなメカニズムに基づいていると考えられます。

合いの手を入れる練習

　「他人に過重な負担をかけずにコミュニケーションをおこなう能力」を習得する上で重要なのは，患者が他人の話を聞いていく際に，適切な形で「合いの手を入れる」能力を身につけることです。相手の話に「合いの手を入れる」なんて簡単じゃないか，と考える人もいることでしょう。しかしコミュニケーションを話し手と聞き手の共同作業として捉える視点から見ると，これはそれほど簡単な作業とは言えないのです。

　たしかに単に「合いの手を入れる」だけで，その後のコミュニケーションがどうなっても良いというなら話は簡単です。しかし聞き手の「合いの手」が，話し手の気持ちや考えをきちんと「なぞった」上で，その延長線上に入れられていない場合，コミュニケーションという共同作業はしばしば停滞するか，場合によっては完全に止まってしまいます。BPD患者がしばしば「会話が続かない」「会話のキャッチボールができない」と悩むのはそのためです。

　逆に他人の話を「なぞるように」聴き取っていくことさえきちんとできているなら，話し手の腑に落ちるような形で「合いの手」を入れるのはさほど難しくないでしょう。母親の世間話を聴き取るという例に三度(みたび)立ち戻るなら，患者は母親の話に対して以下のような言葉をはさんでいくだけで良いのですから（太文字は患者の発言）。

「昨日新宿まで買い物に行ったのよ」「へえ，昨日はお母さん忙しかったのに，わざわざ新宿まで行ってたんだ。知らなかった。いったい何を買いに行ったの？」「〇〇屋（高級和菓子屋）のお菓子よ」「えっ，どうして〇〇屋のお菓子なんか買いに行ったの，高いのに」「この間お世話になった△△さんにお礼を送ろうと思ってね。そしたら行く途中でばったり××さんに会っちゃって」「××さんて，お母さんが前に言っていた高校の同級生？」「そうそう，とにかく声の大きい人でさあ，もうまわり中に響く声で，話していてこっちまで恥ずかしくなっちゃった」「どこで会ったの？」「それが行く途中の電車の中なのよ」「電車混んでたの？」「そうそう，昨日は雨が降ってたでしょう。だから結構混んでて。まわりの人にはじろじろ見られるし，困っちゃった」「どんな話をしてきたの？」「それが同じクラスだった□□さんのすっごい悪口でさあ，私のことも裏であんなふうに悪口を言われてるかと思うと聞いてて嫌になっちゃった」……「どんなふうに悪口を言っていたの？」……「その人は昔から人の悪口言うのが好きだったの？」……「その人どんな格好してたの？」……。

　書いていてきりがないのでこのくらいにしておきますが，このような形で患者に「合いの手」を入れてもらったとしたら，コミュニケーションを続ける上で母親が担う負担がとても軽くて済むことは間違いありません。患者は母親の話にきちんと持続的に縛られており，好き勝手な「合いの手」は入れていないからです。

　もちろん患者が最初からこのような「合いの手」を，一言二言ならともかく持続的に入れられることはまずないでしょう。したがって母親は患者とコミュニケーションをする一方で，患者がこのような能力を習得するために必要な訓練をおこなうトレーナーとしての役割をも果たしていくことになります。

　具体的には太文字で示した，対話の中で患者が発言すべき部分が，自発的に患者の口から出てこない場合には，「相手がこう言ったら，これくらいのことは考えたり，想像したりした上で，このような合いの手を入れられるようになることが望ましい」という説明をした上で，その言葉を患者に実際に言わせるのです。

　さらに言うなら患者が「合いの手」を入れる頻度は，少なくてはいけませんが，多いほど良いというわけでもありません。またもちろんどんな内容について尋

ねても良いというわけではありません。患者の「合いの手」の入れ方がちょうど良い範囲に収まるように,「こんなにたくさん〈合いの手〉を入れなくていい」「こんなことは尋ねられたくない」といった形で,細かくフィードバックをしていくことも重要です。

　このようなトレーニングを繰り返すことにより,患者が人の世(世間)に参加していくために必要な,「他人に過重な負担をかけずにコミュニケーションをおこなう能力」は次第に大きく向上していくことになるでしょう。

第7章

トレーニングの実践：境界性パーソナリティ障害はどこまで治るのか

I　反復トレーニングとしてのBPD治療

　本章は以下のような２つのことがらについて論じることを目的としています。１つは第６章で説明した治療方法が，実際にどのように用いられるかについて説明すること。そしてもう１つは患者自身や家族にとって極めて切実な問題である，「BPDは——とりわけその社会的機能は——どこまで治るのか」という疑問に対して，希望の持てるような展望や回答を与えることです。そのために本章では第１章で紹介したA子に再び登場してもらい，治療の中で家族や治療者からどのような介入がなされ，どのような形で改善していったか，そしてとりわけA子の「治った時の状態」がどのようなものであったかについて詳しく説明することにしましょう。

　世の中には数多くのさまざまなBPD患者や家族がいるというのに，たった１人の患者の治療経過について説明することにどれほどの意義があるのか，疑問に思う人もいるかもしれません。さらに第１章でも述べたように，A子の病歴にはプライバシー保護の目的で，個人として特定することができないようにさまざまな修正が加えてあります。そのような治療経過など読んでも，さして参考にはならないと考える人もいることでしょう。

　しかしこれまで本書の中で説明してきたような方法で治療をおこなう場合，以上のような制約は本章の目的にとってさほど大きな問題とはならないでしょう。なぜなら筆者の治療法は，本質的には患者に大きく不足しているさまざまな心理社会的能力を補うための反復トレーニングですから，トレーニングがう

まく進行しているか，停滞しているかという問題はあったとしても，治療のプロセスや「良くなった時の状態」は，個々の患者でほとんど異なるところはないからです。

以上を前提とした上で，母親が筆者のもとを訪れた後に，A子がどのような経過をたどったかについて，順を追って説明していくことにしましょう。ただしさきに説明したようにこれは単なる事例の報告ではありませんから，筆者の解説が随所に入ることになります。A子に対してこれまでに述べた技法がどのような形で用いられているか，試みてもうまくいかない場合にはどのような対応をすれば良いのかといった，さまざまな事項について論じていきたいと思います。

Ⅱ　A子の治療経過

第1章でも述べたようにこの事例の場合，最初に受診したのはA子自身ではなく，彼女の母親でした。BPDを対象とした場合，本人が来院したがらないために，家族だけが受診を希望するというケースは少しも珍しくありません。このような場合，筆者は親のみが受診するよう，むしろ積極的に勧めることにしています。なぜなら筆者のおこなっているような治療法では——本人が治療に参加した方が好ましいことは間違いありませんが——本人が参加しないからといって，治療としてやっていく内容自体にさほど変わりがあるわけではないからです。また第8章で詳しく説明しますが，家族面接のみで快方あるいは治癒に向かう患者は少なくないことも，家族は記憶にとどめておいた方が良いでしょう。

a．両親だけの受診

さて第1章に記載されているような病歴を，憔悴しきった表情で述べた母親が，筆者の求めに応じて述べた治療目標は「暴力が収まると良い」「衝動のコントロールができるようになってもらいたい」「極端な考え方が抑えられるようになると良い」「〈考えや気分がコロコロ変わってしまう〉〈どの自分が自分なのかわからない〉と訴えるので，それも落ち着くと良い」という4つのものでした。

とりあえず第1回の面接では，A子の病歴について母親から一通り話を聴き，「ご本人にお目にかかっていないので，確定的なことは言えませんが」と断った上で，BPDである可能性はあると思うという指摘をおこないました。ただしもし仮にBPDであったとしても，前の主治医が告げたような「パーソナリティ障害は性格だから治らない」などということはまったくないという説明も同時におこなっています。

すなわちBPD治療とは基本的には「身についてしまっている〈癖〉を直す」ための反復トレーニングであること，「〈癖〉を直す」という意味では大変といえば大変だが，大変さの程度はそれ以上でもないし，それ以下でもないこと，ただしそのトレーニングを適切におこなうためには家族の全面的な協力が不可欠であることなどについて，母親に対して大まかな説明をおこないました（第4章および第6章を参照）。その上でまずは第3章の中で説明したような，「豊かな語り口」でA子と関わるよう母親に指導しています。

治療の形式については，病状の深刻さも考慮して，今後とも2週間に1回，50分の家族面接を主体とすることにしました。また本人を無理矢理連れてくるには及ばないが，「この病気は専門的な治療を受ければちゃんと治るよ」という形で声かけをしてもらい，家族が診察に出かける時はA子も誘うよう提案しました。

第2回では父親も参加して，両親のみの面接となりました。父親は「これまでどうしても仕事優先できたので，A子のことはずっと母親に任せきりで。今日はもう少し父親として治療に関わって欲しいと言われたので来ました。でも正直言ってA子とどう関わって良いのかわからない。A子と母親の関係もトラブル続きだし，母親の対応にも問題があるのではないか」と述べました。事実母親はこの2週間の間にも，A子との外出中にどの店で食事するかをめぐってトラブルになり，街中で2発ほど腹に蹴りを入れられたばかりでした。

筆者はもしA子がBPDであるとするなら，必ずしも母親の対応が悪いせいでトラブルが生じているとは限らないという説明をおこないました。またこうした患者に四六時中応対しなければならない母親の負担がどれほど大きいかについても説明し，母親がおこなう治療的介入がどのようなものであるかについて父親が理解し，母親をサポートしてくれることの重要性について強調しました。その上で第2章に記してあるようなBPDの病理のあらましについて説明し，第3章に挙げたような関わり方（「凡人」として「豊かな語り口」で語るという方法）をするよう，あらためて両親に指導しています。

またしばらくの間は何らかのトラブルが生じる可能性が高いので，何かあった時

には休日や夜間であっても当院に電話連絡をするよう両親に依頼しました。電話連絡があったとしても，直接筆者が出られるとは限らないが，深夜に連絡があった場合以外は，基本的にはその日のうちに折り返し筆者から電話をすると伝えておきました。

A子の両親の場合，激しい暴力行為がみられたために母親が家を逃げ出す，といった状況を除けば筆者に電話連絡が来ることはさほどありませんでした。しかし電話相談あるいは電話診察が本当に威力を発揮するのは，緊急事態に対応する場合ではありません。むしろ日常生活における患者との些細なやりとりの仕方について，家族が迷ってしまった時のほうがその価値は大きいくらいです。

たとえば「患者に対してこのようにこのような指示をしたところ，このような反応があった。それに対してさらにどのような声かけをすれば良いか」といった質問に対して，治療者が電話を用いて手取り足取り答えていくことには，家族の対応が適切なものになるようリアルタイムで微調整していく上で大きな意義があるでしょう。とりわけ治療初期において，家族あるいは患者からの電話相談は，治療にとって大いに役立つ面があり，迷惑どころかむしろ歓迎することを，筆者は明確に伝えることにしています（第10章を参照）。

b．A子の登場

第3回はまず両親が面接室に入室しましたが，実はA子も一緒に来院していると母親が筆者に告げました。今日は本人の好きなイベントに参加したばかりで，たまたま上機嫌であったとのこと。一緒に面接を受けることについても，さほど拒否的ではないということなので，さっそくA子に登場してもらうことにしました。

A子は髪型や装飾品も含めて，やや奇抜な格好が目を引く，知的な印象を与える女性でした。話す内容は筋が通っており，精神病的な印象は受けません。受診した理由を問うと「両親に誘われたので来た。今のところあまり困っていることはない。でも眠れないから薬をもらいたい」と述べ，治療意欲は決して高いとは言えませんでした。

BPDという診断を告げられたことはあるが，どのような病気であるかについてきちんと説明を受けたことは一度もないとのこと。そこでまず本書の第2章，第4章に記してあるようなBPDの病理についての説明をおこないました。またA子は「親原因説」に過剰にとらわれていると思われたため，第5章に挙げてあるような最近の行

動遺伝学的知見を，比較的詳しく紹介しました。この説明にA子は大いに鼻白んだようでした。処方内容は前医を踏襲してデパケンR 300mg，リスパダール1mgとしました。

第4回は母親と2人で受診。1日の生活の仕方についてA子に尋ねると，朝の5時に寝て午後2から3時頃に起床する生活をずっと続けているとのことでした。他方でコンビニのアルバイトがしてみたい，実は面接の予約がもう入れてあると言います。もう少し生活リズムを整えてからの方が，アルバイトも続きやすいのではないかと提案しますが，「家にずっといる生活なんてまっぴら。お金も欲しいし」と言って拒否。筆者は「アルバイトして小金を稼ぐより，家事を頼まれることの方が，仕事をする能力を身につける上でずっと役立つんだけどなあ」とだけ伝えてその面接は終わっています。

c．暴れる

第5回目の面接がおこなわれる予定日の直前に母親から電話があり，激しく暴れてちょっと手のつけられない状態であるということでした。実はアルバイトの面接で，大学を中退した理由についていろいろ聞かれた上で，「あまり接客は得意じゃなさそうだね」と言われて落とされた。自宅に戻ってから奇声を上げつつ壁に頭をガンガン打ち付ける。家具を蹴り飛ばして壊す。ドアは蹴りを入れて穴を開けてしまった。注意しようとすると凄い形相で母親をにらみつける。母親がちょっと外出して，帰宅してみたらカボチャに出刃包丁を突き刺したものが，玄関の床に置いてあった。何の意味があるのかよくわからない。これまで何度も襲いかかられたことがあるので恐い。

おおむね以上のようなことを母親は告げ，このまま母親が家にいて良いものかどうかについて筆者に問いました。筆者は何か事件になっても困るので，母親はいったん家から逃げ出した方が良い，ただし逃げるにあたっては以下のような書き置きを残しておくよう指導しました。それはおおむね「こんな暴力が続く限り，A子と一緒には暮らせない」「父親も母親も本当はA子と仲良く平和に暮らしたい」「先生（筆者）はきちんと治療さえすれば，A子の病気は治ると言っている」「自己流でやっていくのではなく，きちんと先生の指導に従って治療した方がよくないか」といった内容です。

家を出るにあたって，A子のために食事を作って置いていったり，食費を置いていかなくて良いかについて，母親は迷っていました。筆者はA子の問題行動に対して

第7章　トレーニングの実践：境界性パーソナリティ障害はどこまで治るのか　133

ネガティブフィードバックを与えるのが目的なのだから，どちらも与えてはならないと指示しました。ちなみにA子は月に3万円も小遣いをもらっていましたから，食事をしたければコンビニなどで弁当を買うことは充分に可能でした。

またいったん家を出たなら，携帯はマナーモードに設定し直し——バイブレーション機能も停止します——家に戻るまで本人からの電話には一切出ない方が良いこと。本人から「死ぬ」などの脅迫メールが来た場合だけは，「あなたの病気は治るのだから死ぬ必要はない」「母親はA子が憎くて家を出ているわけではない」「本当は家族で仲良く暮らしたい」「そのためにもきちんと医者の指導に従うように」といった内容のメールを一律に送り返すのが良いこと。逆に本人が書いた文面の一々に対しては，反応や返答をしないほうが良いことについても指導しました。

どれくらい家を出ていた方が良いかという質問に対しては，あまり親のいない状態に慣れてもらっても困るので，基本的には1日程度が良いと返答しています。1日後に母親が家に戻ってみて，再びA子が暴れたり，母親に襲いかかってくるようであれば，即座にもう一度家を出るよう指導しました。もちろんその際も食事や食費は絶対に置いていかないよう注意しました。これをA子が暴力に訴えるのを諦めるまで何回でも繰り返すように，ただし実際には多くても2〜3回繰り返せば充分である場合がほとんどであると思う，という見通しも同時に告げました。

ちなみにこうした電話相談は，文章にすると筆者との間でかなり多くの会話を交わしたように見えるかもしれませんが，実際には他の患者の診察の合間に，5分から10分程度の相談が数回なされただけです。

筆者の指導に沿って母親は家を出ることとし，結局ビジネスホテルに2泊することになりました（実際には1泊してからいったん家に戻ったのですが，A子が「勝手に家を空けやがって，どこに行っていた！」と凄い剣幕だったので，そのままホテルにUターンしたのです）。その間は父親にも家を空けてもらいましたし，兄は就職を機にすでに家を出ていたため，A子は家に1人きりということになりました。

第5回目の面接は，そんな状況のさなかに，家を出ていた母親だけが受診する形でおこなわれました。現状について涙ながらに語る母親に対して，筆者は充分にその苦労をねぎらいました。またこれからもこうしたトラブルが生じる可能性は充分あるが，現在おこなっているような治療的関わりを継続することを通して，トラブルのスケールや持続期間は少しずつ短くなっていくであろうという見通しを述べました。

その上でBPDの症状の改善の程度について評価していく場合には，「良い状態がどれくらい良くなったか」ではなく，「**悪い状態がどれくらい底上げされたか**」で判断

するのが良いという，見立ての仕方のコツについても説明しました。筆者から今後の治療の見通しを示されたことで，母親は多少なりとも安堵した感がありました。

　A子はもともと家事をしたことがほとんどなく，母親に対する依存が極めて強かったこともあって，母親が家を出て2日目の午後には「お母さんがやってくれていたこと（これは家事のことです）が，大変だったのがやっとわかった」「暴れないから戻ってきて欲しい」というメールが届くようになりました。

　母親からその連絡を受けた筆者は，「きちんと治療を受けること」「これからもA子が暴力をふるうなら，今回と同じように母親は出て行くつもりであること」「これからは今までと同じルールでやっていくつもりはないこと」「今後どのようなルールでやっていくかについては，先生や父親と相談した上で改めて決める予定であること」について，小さな子どもに伝えるような書き方でA子にメールで伝えるよう母親に指導し，A子がそれを受け入れるなら自宅に戻っても良いと伝えました。

d．再出発

　第6回目の面接は，A子が母親の条件を受け入れたのを受けて，母親が自宅に戻った後に本人と両親が参加しておこなわれました。筆者は第6章で説明したような「学び／学ばれる関係」に耐えられる能力を身につけるための訓練をおこなう必要性について，そしてその能力を身につけることが，A子の対人関係能力および就労能力に対して大きなプラスの影響を与えるであろうことについて具体的に説明しました。A子は筆者の説明に対して，「自分には何かが足りないと思っていた」と語り，反発心よりは好奇心の方が勝っているという風情でした。

　A子に対する小遣いは，1ヵ月に3万円を無条件で与えるという形ではなく，A子が暴力をふるわず，トレーニングにきちんと取り組んでいく限りにおいて，5日ごとに5000円ずつ与えるということで決まりました。他方でA子はむしろ少々ハイテンション気味に，トレーニングに対する自分の決意や意欲について語りました。筆者はA子の治療意欲は大いに買いましたが，同時にこのような意欲は長続きしにくい傾向があり，おおむね2週間から長くても1ヵ月くらい訓練を続けるうちに「**飽きて**」しまい，何もかも投げ出して1日中寝ていたくなるような時期が来る場合が多いという説明もおこないました。

　以上のような説明をおこなった上で，筆者は仮に「何もかも投げ出す」時期がA子に来てもびっくりしないよう，両親に対して依頼しました。またA子が何もしなくなってしまうようであれば，起きて訓練を継続するよう親が粘り強く促してもらいた

いという依頼をおこないました。これはどれほど本人が親の声かけを無視しようが，親は諦めずに毎日少なくとも2〜3回は声かけをしてもらいたいということです。

　このような介入を親が続けることにより，ほとんどの場合に患者は再びトレーニングを継続するようになること，この再開はＡ子が「自発的に」「やる気を出す」というよりも「やらないで済ますのを諦める」という形で生じること，したがってトレーニングを再開した後には「何もかも投げ出す」可能性はほとんどなくなることを説明した上で，治療上はむしろ本人が「飽きて」しまってから再開に至るまでの過程が重要であるという解説も付け加えました。Ａ子はこの説明に対して多少なりとも鼻白んだようですが，母親は逆に納得し安心した様子でした。

　第7回は母親と2人で受診。Ａ子は比較的元気そうで，「朝は7時に起きることにした。着替えて顔を洗って洗濯して，それからまた寝る。お昼前にもう1回起きて，それから掃除したり，洗い物したり，洗濯物を取り込んだり。夕食作りも母親に少しずつ教えてもらっている。それだけじゃ暇だから，先生に勧められたこともあるし，漢字検定の勉強を始めたところ」と述べました。Ａ子がコツコツと勉強を始めたことについて，筆者はプラスの評価を与えて褒めました。

　他方で母親は「でもまだまだキレやすい。ゴミ出しを頼んだけどやろうとしないので，もう一度頼んだら怒鳴り散らした」「でもそれは割とすぐに収まって，結局はゴミ出しも行ってくれた。そこは変わったと思う」という評価でした。

e．飽きる

　第8回の面接予定日の1週間ほど前に母親から連絡があり，この数日起きて来なかったり，起きても母親から何も言いつけることができないように，自室にこもってしまうのが続いているとのこと。事前に筆者が予告しておいたこともあり，母親の動揺はさほどでもありませんでしたが，暴力傾向が収まってからまだ日が浅かったため，今まで通り声をかけて良いものかどうかについては多少迷いがみられるようでした。

　筆者はＡ子が暴れ出したりしない限り，これまでと同じように声をかけてもらってかまわないと答えました。その上でもし自室にＡ子が逃げ込もうとするのであれば，その後ろ姿に向かってでも良いから「こういう時期が来ると先生も言っていたよね」「これからが治療の本番だよ」という形で声をかけてもらうように依頼しました。その甲斐あってＡ子は完全に寝てばかりという状態には至らず，数日のうちにわずかではあっても起きて家事をする時が出てきました。

第8回の面接は15分ほど遅れて母親と2人で受診。本人がなかなか起きて来なかったため，来院するのが遅れたとのことでした。筆者はまがりなりにも通院が継続できたことについてA子を褒めました。とはいえ生活は相変わらず乱れ気味で，せいぜい1日に1つか2つの簡単な家事を，何回も母親に促されてやっとするという状態でした。他方できちんと起きて家事をするよう何回も母親から声かけされているにもかかわらず，A子が逆ギレして暴力をふるうことはありませんでした。

　その後A子は少しずつ日中起きていられるようになり，母親が頼める家事の量や種類も少しずつ増えました。また筆者の勧めで，漢字検定の勉強に加えて，敬語の使い方を習得する目的で，日本語検定の勉強を少しずつ始めました。いずれも教科内容を習得すること以上に，A子が継続的に学習を続けられるようになることを目的とした訓練としておこなわれる介入なので，比較的簡単なレベルから始めるように指導しました。また本人が勉強に取りかかりたがらない時は，母親が取りかかるよう必ず促すよう依頼しました。

　また敬語を習得することの意味について，「自分が自分をどのように位置づけるかということとは別に，世間の人があなたをどのように位置づけるか，あなたが世間の中でどのように振る舞うことを期待されているかをあらかじめ認知しておくことは，あなたが他人との関わりの中で，**自分の身を守る**ためにどうしても必要だよ」という形でA子に説明しておきました。

　このような介入を親が継続的におこなうのに伴い，A子の「学び／学ばれる関係」に耐えられる能力，すなわち不意打ち状況や小さな不快感に耐えられる能力は少しずつ改善されていくことになりました。

f．バイトを繰り返す

　少しだけ自信をつけたのに伴い，治療開始後3カ月を過ぎた頃からA子は「バイトをしたい」という希望を再び繰り返し訴えるようになりました。率直に言ってA子の「学び／学ばれる関係」に耐えられる能力は，さほど大きく向上してはいないと筆者は判断していましたが，A子の希望はとても強く，親にも抑えきれない状況でした。そこで筆者は第12回の面接で，「きちんと自宅での訓練をしていくことの方が，バイトで小金を稼ぐことよりもずっと重要なんだけどなあ」と前置きをした上で，以下の3つの条件をつけた上でバイトをするのを許可しました。

　第1にこれまでおこなってきた訓練を継続すること，第2に「今の状態でバイトをするのはとても大変なのだから，続かないこともある」し，むしろ「自分の問題を

知るために家の外でおこなうトレーニング」という心構えでバイトに臨むこと，そして第3に母親あるいは父親を相手に，バイトの面接の練習を少なくとも3回はしておくことです。また面接の練習をおこなう際のポイントとしては，面接時の態度や物腰以上に，これまでのＡ子の経歴について「面接をする相手が一応納得できるようなストーリー」を作り上げて，それをすらすら話せるだけの能力を身につけることとしました。

　第13回は母親と受診。その際Ａ子から「面接の練習をしていったら，接客業のバイトとして採用された。でも先輩から一気にワーッと説明されて，処理しきれなくてへこんでしまった。そしたら〈声が小さい！〉と注意されて，もう無理と思って1日で辞めてしまった」という報告がありました。筆者はとりあえずＡ子が，指示された通りの練習をしてからバイトの面接に出かけたことを褒めた上で，今回のバイトでどのような問題が明らかになったかを尋ねました。

　Ａ子は「それについては，辞めて帰ってきてから母親に詳しく話した。話しているうちに〈他の人なら平気なことでも，自分は勝手に傷ついているのかも〉ということに初めて気付いた。先輩の言い方はきついけど，内容は傷つくほどのことではないかも，と思った。先生に言われた通りなのかもしれない」と述べました。それを受けて母親は「今までなら家に帰ってから大爆発していたところ。今回は事情を話してくれたし，沈んでいたけど暴れなかった。治療の中で切り上げや切り替えの練習をしてきたことが大きいと思う」と説明しました。

　さらに母親は最近Ａ子がおおむね8時頃には起きられるようになってきていること，またパソコンなどＡ子の好きなことをしている最中に用事を言いつけられても，〈はい〉という返事だけはできるようになってきた——たまにはそのまま用事に取りかかる場合も出てきた——ことの報告がなされました。

　その後Ａ子はときどき単発のバイトを入れるようになりました。仕事自体はうまくいくことも，いかないこともありましたが，うまくいかない場合でもＡ子が懲りてしまうことはありませんでした。ただしバイトがらみのトラブルがなかったわけでは決してなく，以下のような出来事がときどき生じることはありました。

　第18回は母親と受診。母親は開口一番バイトがらみのトラブルについて語りました。それは単発バイトの予定日が，サブカルチャー系イベントと重なったため，バイトを連絡なしにドタキャンしようとしたＡ子に対して，母親が「きちんと行けないという連絡くらいしなさい」と注意したことに由来するものです。Ａ子はしぶしぶバイト先に断りの連絡をしましたが，当然ながら担当者から「当日ってどういうこと？

もっと早くわかるはずでしょ」ときつ目に叱られてしまいます。

とりあえず担当者に謝って電話連絡を済ませたＡ子は，その後「お母さんが連絡しろと言ったせいで，私が注意されたじゃないか！」と母親を強く責めました。ただしその時も暴れることはなく，しばらくしてから「さっきはごめんなさい」と母親に謝ることができました。筆者はたとえ遅ればせでも，きちんと謝ることができたことについて，Ａ子を褒めました。

g．23歳の誕生日

さてトレーニングを継続しつつ，単発でときどきバイトを入れる，という生活を送っていたＡ子でしたが，治療開始から5カ月目を迎えた頃から「ふとした拍子に，自分は同級生に4年後れを取ってしまった，という考えが浮かんでイライラすることがある」という訴えが目立つようになりました。筆者は第21回の面接で，Ａ子の23歳の誕生日が近づいてきたことを指摘し，誕生日の前後1カ月や，年末年始の時期には調子を乱す患者が多いという説明を，本人と母親の双方に対しておこないました。

その上で筆者は「トレーニングを繰り返して，Ａ子に年相応の社会的能力が身についてくると，年をとるのが恐くなくなってくる」「だいたい20代の後半になったところで，ほかの娘にくらべてまあまあかな，そんなに遅れを取ってはいないな，と感じられるようになるのが目標」と説明しました。Ａ子がどの程度納得したかは不明ですが，少なくとも筆者の言葉に反発したという印象はありませんでした。

第22回は久しぶりに両親のみの面接。「実は昨日大暴れした」という父親の報告から面接は始まりました。暴れる数日前からＡ子は「将来が不安だ」と言っては，ホームヘルパーになる，いや医療事務の学校に通う，英会話教室に行ってみようか，などととりとめのないことを口走っていたとのこと。

「大学を辞めてからドッグトレーナーの専門学校に行くと言ったので，入学金まで払ったのに1日も行けなかったことがあった。今の状態で通いきれるとは思えない」と母親が断ったら母親の首を絞め，しまってあった母親の服を取り出してハサミでずたずたに切り裂いた。部屋の中も滅茶苦茶に破壊したので，仕方なく母親はホテルに1泊した。今日はＡ子を誘ってもふて寝しているので，両親だけで来院したとのことでした。

さらに母親は「実は今まで言えなかったけど，これまでＡ子の好きなバンドのコンサート代をずっと脅し取られていた。多い時は1カ月に5回も6回も行く。合計するとかなりの大金になるので，払うかどうかについて先生に相談すると私が言うと，

〈どうして医者なんかに相談するんだー！〉とわめいて荒れる。だから面接で取り上げることもできなかった」と告白しました。

　筆者は今の時期がＡ子にとって辛いものであることは認めながらも，再び暴れたには違いないのだから，小遣いを日払い制にするよう勧めました。また小遣いを与えるかどうかは，その前日のＡ子の生活ぶりが良かったかどうかに基づいて決めるように，コンサートの代金についてもそれに準じた対応をするように指導しました。

　またその際Ａ子の生活ぶりが良かったかどうかを観察し評価し判断するのは，両親や主治医といった**他人の側であって，Ａ子自身ではない**ことを最初から明確にしておくのが重要であるという説明も併せておこないました。

　以上の事項は「面接で先生と相談してこのように決まった」という形で，両親から言い渡すこと，そしてこれからもＡ子が暴れたなら，母親は基本的には逃げるようにし，決して金を与えないようにするよう指導しました。筆者は「これは〈暴力をふるわない〉という望ましい行動を，Ａ子から引き出すためになされる介入なのだから，厳密にやらねば意味がない」という言い方で，以上の指示が徹底されるよう両親に求めました。

　暴れた後だったこともあり，Ａ子は両親から提示された条件をしぶしぶ受け入れました。また母親は「これからは隠しごとなしで，何でもお父さんや先生と相談して決めていくから」とＡ子に対して宣言しました。第23回の面接で，母親はＡ子を前にして「今まですごく遠慮してものを頼んでいた。これからは遠慮しないでどんどん家事を頼みます」と筆者に告げています。

　筆者はこのような形で母親という**「他人の気持ちや考え」を意識せざるを得なくなった**のは，Ａ子にとって大きなストレスとなっている可能性が高いこと，それを承知の上で今まで以上に積極的に関わって欲しいと母親に対して要請しました。それと同時にこのようなトレーニングをおこなうことには，Ａ子が対人関係能力を高めていく上で大きな意義があることについて，主として第6章に述べたような原理に基づいてＡ子と母親の双方に対して解説を加えています。

　第24回の面接の数日前に母親から電話があり，再びＡ子が大暴れしたのでさっき家を出たところであるということでした。きっかけはＡ子が「やっぱり医療事務の学校に通う」と言い出したことでした。あまりにしつこいので母親が「前にもその話はしたでしょう。あなたも懲りないわねえ」とたしなめたところ，Ａ子は「私だっていろいろ考えているのに，懲りないとは何だ！」と言って怒り出してしまいます。

　その上でＡ子はテーブルの花瓶を床に叩きつけて「これでどうせ明日の小遣いは

なくなったから，もっと暴れてやる」と宣言します。テーブルをひっくり返す，皿やコップなどを壁や床に投げつけて壊すといった暴力が始まったために，母親は「当分お小遣いはなし」と告げた上で「壊したものを片付けなさい」と指示しました。このような指示をするにあたって，母親には相当の恐怖感がありましたが，意外なことにＡ子は一応従いました。また母親に対して直接暴力をふるうこともありませんでした。しかしコップや皿の破片を片付けながら「死ね！」「殺してやる！」「あー殺してやりたい！」などと，すごい形相でつぶやき続けるＡ子に，母親の恐怖心は極限に達し，ついに家から逃げ出したということでした。

　筆者はそのしばらく前からＡ子が胃痛を訴えていたことも含め，小遣いが日払い制になったことにより，母親という**「他人の気持ちや考え」をより意識せざるを得なくなった**ことが影響している可能性が高いという指摘を改めておこないました。その上で基本的にはＡ子が前回暴力をふるった時と同様の応対をするように，また危険を回避するため母親が家に戻る際には父親と一緒に戻るように指導しました。結局母親はその３日後，父親とともに自宅に戻りました。

h．トレーニングを本格的に始める

　第25回は母親と受診。Ａ子は母親が戻って以降の自分の状態について「自分ではよくわからない」と述べますが，母親によれば「一応落ち着いています。Ａ子自身も〈ちゃんと治したい〉と言い出している」とのこと。母親はようやく家事をまともに頼むことができるようになり，Ａ子もそれに応じて動くようにはなってきたのですが，母親によればまだ家事を指示する時に迷いがあるとのこと。

　「タオルをＡ子にたたませる時に，どれくらい自分のやり方を通して良いのかわからない。私はいつもタオルを表にしてたたむけど，Ａ子は裏にしてたたんである。それも注意して直させたほうが良いのか」と尋ねた母親に対して，筆者は「普通ならどちらでも良いと答えるところでしょうが」と前置きした上で，治療の目的のためには母親のやり方にこだわって従わせるべきであると指示しました。

　その上で筆者は第６章で説明したような，他人からの頼まれごとを，自分が好きなようにではなく，**「他人の気持ちや考え」を忠実になぞるような形でおこなう訓練**をする必要性について，Ａ子と母親に対して詳しく説明しました。Ａ子は「どうしても自分の基準で動いてしまう癖がある。母の基準に沿って動くのは大変。洗濯物もパンパンと伸ばしてから干せと言われているのに，つい忘れてしまう」と述べました。

ちなみにＡ子の場合にはさほど問題になりませんでしたが，このような介入をおこなう場合に患者の側から出されがちな疑問として，「母親の望んだ通りのやり方で大丈夫なのか」「母親のやり方が正しいという保証がどこにある」というものがあります。このような場合に筆者は，これは「人からものを学ぶ能力」を身につけるための訓練なのであって，「世界で一番正しいやり方」を習うための訓練ではないよ，と答えることにしています。

　さらに筆者は，このような訓練が，実は「正しいやり方」を人から学ぶための近道でもある，という説明をおこないます。なぜなら極端な話，母親のやり方が間違っていたとしても，「人からものを学ぶ能力」さえ身につけているなら，多くの場合には誰か別の人から正しいやり方を学ぶことができるからです。逆に「世界で一番正しいやり方」でなければ教わるつもりはない，という人物に対してものを教えてくれるほど親切な人物は，そう多くはないでしょう。他人に「この人になら教えてやろう」と思ってもらえる能力を身につけるためには，患者はどうしても「他人の気持ちや考え」を忠実になぞる訓練をおこなう必要があるのです。

　第26回も母親と受診。Ａ子は開口一番「身体がだるくて熱っぽいのでリビングのソファで寝っ転がってテレビを観ていたら，母が〈掃除するんだから起きなさい。寝ているのなら自分の部屋で寝てちょうだい〉と注意してきた。身体の具合が悪いから寝ていたのに，ひどいと思って口論になりキレた」と報告しました。筆者はＡ子にそのとき体温計で熱を測ったかどうかを尋ねました。それに対してＡ子は「測ってないけど，何となくだるかったし，具合悪かったと思う」と返事をしました。

　それに対して母親は「だって家事をやらせようとすると，〈具合が悪い〉と言って寝ているくせに，好きなものを買いにいったり，ＤＶＤを借りに行ったりする時には平気で外出するんだから。本当に具合が悪いのか，甘えているだけなのかよくわからない」と述べました。

　そこで筆者はまず，医学的に問題とされる熱発は37.5℃以上であることをＡ子に教えました。その上でＡ子が「身体が熱っぽい」「だるい」と訴えた時には必ず体温を測り，37.4℃以下ならほかに目立った症状がない限り，普段通りに家事をさせるように母親に依頼しました。逆に37.5℃を超えた熱発がみられたなら，少なくともきちんと横になって療養すべきであるし，場合によっては内科などを受診すべきであるという指示もおこないました。

当然ながらこの介入の目的は，A子に熱発時の対応の仕方について教えることではありません。A子は「変わった」やり方ではあるけれど，熱発時の対応は一応していることはしているわけですから。むしろこの介入を通して筆者は，母親が戸惑うような「変わった熱発」「変わった具合の悪さ」ではなく，「普通の熱発」「普通の具合の悪さ」を示すことができるよう，A子に対してふるまい方を修正するよう促しているのです。

　A子に限らず，「身体がだるい」「熱っぽいような気がする」「頭がちょっと痛い」「お腹の具合が悪い」などと訴えて終日寝ている患者は少なくありません。これまでに説明したことからもわかるように，こうした場合にしばしば必要なのは「具合が悪い」こと自体に対する対応というよりも，むしろ第3章で説明したような意味での「〈具合が悪い〉という言葉の意味のプロトタイプ（典型例）」を，常識的あるいは標準的なものへと修正していくことなのです。

　第27回も母親と受診。A子は「あれから自分がキレる時のことについて，改めて考えてみた。キレるのは〈発作〉みたいなところがある。それに自分でも少しずつ気付いてきた。前回先生に言われたように，自分の予想外のことを言われるとキレてしまうみたい」と説明しました。

　他方で母親は「少しずつ良くなってきている気はする。声かけに対してちゃんと私の方を向いて返事をするようになってきた」と報告しました。また第25回面接後より，ほぼ毎日おこなっていた「〈人の気持ちや考えをなぞる〉能力」のトレーニングについて，A子は「以前ならキレていたところで，キレなくなってきたと思う」と述べた上で，以下のように説明をおこないました。

　「一昨日はいつもより早く夜の10時頃に寝たんだけど，11時頃に母から声をかけられて，起こされてしまった。起こされてまで用事を頼まれたので腹が立ったけど，キレる直前に〈母は自分が早く寝たのに気付かなかったのかも〉という考えがハッと思い浮かんで，怒らずに済んだ」。

　その上で「以前は将来のことなんて考えなかった。〈今さえ良ければ良いや〉という感じで。でもこの治療が始まってから，早く治したいと思うようになった。だから母が頼む時の言い方がどうかということには反応しないように気をつけている」という報告をおこないました。筆者は「それはすごく大事なこと」と返し，母親は「たしかに用事を頼む時の私の口調には反応しなくなってきた。それがすごく楽ですね。

いつキレるかと心配せずに済むから」とＡ子の発言を裏付けました。

i．トレーニングの難易度を上げる

　第 29 回も母親と受診。Ａ子の反応が良くなってきたのを受けて，この頃から母親はトレーニングの難易度を次第に上げていきました。Ａ子は最初のうちそれに戸惑ったようです。「２つのことを同時に頼まれることがある。洗濯物たたみと犬の散歩をさせてね，とか。最初はパニックになりそうになったけど，〈母の気持ちや考えを聞けば良いんだ〉と気付いてから楽になった」と述べるＡ子に対して，母親は「こちらの頼み方が高度になってきているから，少し辛いかも。でもよくついて来ていると思う。〈はい〉という返事は必ずするし」と評価しました。

　「先生に言われたように，ゆっくりでも良いから丁寧にやるように心がけている。要求されることも細かくなってきているから。タオルをたたむ時も，〈端をそろえてきちんと折りなさい〉とか指示されるし。それは少し大変」と言うＡ子に対して，母親は「家事を指示しやすくなったという以上に，Ａ子と話がしやすくなってきた。ちゃんと人の話を聞いているという感じがする」という感想を述べました。筆者は「人の話をなぞるように聴き取る能力」が，Ａ子に少しずつ身についてきているのでしょう，という説明をおこないました。

　さらにＡ子は「昨日は風邪を引いていたけど，たぶん大した熱じゃないこともわかっていたので，何も言わずに指示通り家事をしていた。でも普段に比べると身体がきついことはきつい。〈身体がきつい〉ということを，母に言って良いかどうかわからない」と筆者に質問しました。それに対して筆者は，できる限りいつもと同じような態度，表情や物腰で仕事をするように心がけつつ，「今日は風邪を引いていて身体がきつい」と普通の口調で母親に伝え，その上で母親の判断を仰ぐようＡ子に勧めました。

　第 30 回も母親と受診。Ａ子は久しぶりに友人たちと会ったという報告をしました。「昨日会った子は仕事してたり，学校に行ってたりする子ばかり。今までは正直言って会うと焦っていた。でも今は自分も家で訓練をしているし，そんなに焦らなくて済む」と述べるＡ子に対して，母親も「今までに比べて帰宅した時の表情が良かったし，後で乱れることもなかった」とそれを裏付けました。

　さらにこの頃から，母親はＡ子に対して以前よりも踏み込んだ注意をするようになってきました。具体的に言うならこれは「背中が丸まっている」「椅子をちゃんと引いて座る」「しゃがんで歯磨きをしない」「皿洗いをした時に床に水を飛ばさない」「家

の中でもジャージを着たままにしない」「あくびをする時には口に手を当てる」「下駄箱の扉を開けっぱなし」「天ぷらを揚げる時には床に新聞紙を敷く」「ドアは静かに閉める」といった内容について，母親が少しずつ繰り返し指摘していくということです。

　正確に言うならこれは単なる注意と言うよりも，「立ちなさい」「座りなさい」「歯磨きをしなさい」と言われた時に，「**変わった姿勢**」「**変わった座り方**」「**変わった歯磨きの仕方**」ではなく，「**普通の姿勢**」「**普通の座り方**」「**普通の歯磨きの仕方**」ができるように，A子に対してふるまい方を修正するよう促すことを通して，「立ち居ふるまいを示すような言葉の意味のプロトタイプ（典型例）」が他人にとって受け入れやすいようなもの――常識的あるいは標準的なもの――となるよう，基準のすげ直しをおこなっているのです。

　第31回も母親と受診。A子はまず「母から呼ばれたので返事したのに，聞こえなかったのか〈返事は？〉と注意された。少しイラッときたけど，〈相手に聞こえるように喋らないのは，相手に対して失礼〉〈聞こえなかったら言わなかったのと同じ〉という先生の言葉を思い出して，もう一度きちんとした声を出して返事ができた」と報告しました。

　さらにそれと関連して「最近反省を覚えた。前は何でも人のせいにしてばかりいて，自分がしてしまったことを正当化していたと思う。今ではそんな自分が恥ずかしい。父の注意を最後まで聞いて，言い訳しないでいられる日が来るとは驚いている。そういえばこのごろ〈絡みやすくなった〉と言われて，両親から冗談でからかわれる」という感想も述べています。

　第32回も母親と受診。この2週間はとりわけ注意されることがたくさんあったとA子は報告しました。たとえば以下のようなことがらについて，続けざまに注意されることが増えたのです。

　「窓の桟を掃除するように言われてやっていたら，使っていたティッシュが詰まってしまい，思わず〈できない！〉と言ってしまった。そういう時は〈ティッシュが詰まっちゃったんだけど，どうすれば良い？〉と聞きなさいと母に注意された」。

　「つい携帯から顔を上げずに寝そべったまま母に返事をしたら，また注意されてしまった」。

　「夕ご飯の支度をしている時，母からタマネギを炒めるように言われ，いざ炒めるという時になって，今度は父から醤油を冷蔵庫にしまうように言われた。一旦火を止めて醤油を取りに行こうとしたら，母が取ってくれた。それなのに〈せっかく火を止めたのに〉という言葉が出てしまった。母から〈『取ってくれてありがとう』でしょ

〈感謝の気持ちがない人だと思われるよ〉と注意され，自分は相手の立場に立ってものごとを考えるのがまだまだ苦手なんだな，と思った」。

　もっともこれはＡ子にとって悪いことばかりではありませんでした。「一昨日は注意されることがたくさんあってイライラしがちだった。でも母から〈小言が聞いていられるようになったね〉と褒められて嬉しくなった。イライラしている自分が嫌だったから，〈次に何か頼まれたら笑顔で引き受けよう〉と思った。その通りにしたらすごく母に驚かれて褒められた。すごく嬉しい」という形で，Ａ子のストレス耐性が向上したこと自体が，両親から評価されるようになったからです。

　第33回も母親と受診。この回は「人の話をなぞるように聴き取る」ことの苦手さについて，改めて母親から注意されたという話から始まりました。「〈ボーッとして人の話を聞いていない時がある〉と，また母から注意されてしまった。悲しくなって〈自分の考えにふけってしまうのは昔からの癖だし，直るはずがない〉と反論してしまった」。

　このように述べるＡ子に対して筆者は「お母さんに限らず，誰か他人と一緒にいる時には，相手の気持ちや考えに焦点を合わせていくよう訓練しておかないと，**自分の身を守る**上でとても危険。一瞬も油断しないように心がけるくらいのつもりでちょうど良い。いくら自分の家族が相手とはいえ，相手の前で〈自分の考えにふける〉のは**油断しすぎ**」という指摘をおこないました。

　その上で筆者はＡ子が母親の気持ちや考えについて想像したり考えたりするだけでなく，実際にどれくらい「当たっている」かどうかについて，家事をおこなう時などに母親から繰り返しチェックをしてもらうよう勧めました。事前に筆者は「そうすればお母さんと一緒にいて，ボーッとしている暇はなくなるよ」と予告しましたが，Ａ子は後に「本当にその通りだった」と報告しました。

　この頃から母親の注意は，Ａ子がおこなう家事の内容が適切かどうかよりも，言いつけられた時のＡ子の反応の仕方，態度や物腰に対して向けられることが増えてきました。「冷凍ピザの切り方を間違えて注意され，落ち込んだ。すると今度はそれに対して〈あなたはプライドが高過ぎるから，たかだかそれくらいのことで落ち込むの〉〈ただ単純に次は頑張ろう，とだけ思いなさい〉と注意された」あるいは「トイレットペーパーの補充をし忘れて注意された。〈ごめんなさい，次からは気をつけるね〉と謝ったら，その謝り方がとても良いと褒められた。最近はお手伝いの内容よりも，私の言い方，雰囲気などを注意されることの方が多い。注意されるとすぐ直るので，母親も注意するのが面白いらしい」といった具合です。

　そんなこともあって，Ａ子の動きは以前に比べてもさらに身軽になってきた印象

がありました。「朝起きてあまり経たないうちにコンビニまで買い物を頼まれた。正直言って〈えっ〉と思ったけど，〈人が頼んでくれているうちが華だなあ〉と思って，反発したり疑問を抱いたりせずに，ほぼ条件反射的にそれを引き受けることができた。最近こういう感覚になることが多い」という報告がなされています。このような治療の進行状況を受けて，筆者はＡ子がバイトに再び出ることを許可しました。

第34回も母親と受診。Ａ子は前回の面接内容と関連して「母に話しかけられたのに，また自己完結してしまっていて，母の方を向くことができなかった。今一番目標としていることができなかったので，悔しくてテーブルを叩いてしまった。それについて〈悔しいのはわかるけど，物にあたっては駄目〉と注意された」と報告しました。筆者はこういうトレーニングを繰り返しているうちに必ずできるようになるよ，と励ましています。

「今日クリニックに来る時も，母と出かける時間ぎりぎりになって〈洗濯物をたたんで〉と頼まれた。急いでいたけど電車に1本乗り遅れても面接の時間には間に合いそうだったので，何も言わずにたたみ出したら褒められた」という報告も，これまでおこなってきたトレーニングが少しずつ定着しつつあることを思わせました。「今バイトの研修に行き始めたところだけど，正直言って家での訓練の方が厳しい」というＡ子に対して，筆者はたぶん今度のバイトは，これまでに試みたバイトと比べてずいぶん楽にできると思うよ，と予告しました。

バイトを再開するにあたって，筆者は，新しい場所には「派手で目立つ人」として入るのではなく，「地味で真面目な人」として入るように，また必ずノートを持参して上司や先輩から注意された事項を書き留めておき，それを見て自宅で予習復習するように勧めました（第10章を参照）。

j．再びバイトを始める

第35回も母親と受診。まず母親が「いよいよＡ子が週2回でバイトを始めたけど，今までのバイトの時とまったく違う。元気だし，ストレスになっている感じがしない。人からものを教わるのが上手になっている」と嬉しそうに報告しました。それに対してＡ子は「基本的には家でやっていることと同じ。言われたらすぐに動くし，返事は顔を向けてすぐにする。自分がしている仕事があっても，頼まれたら一旦手を止めて，取りかかる。そういうことを心がけていたら，いろいろな人がいろいろなことを教えてくれる。それが嬉しい」という感想を述べています。

第36回も母親と受診。バイト先には順調に通っているとのこと。「バイトしてい

る時の感覚が，あまりに以前と違う。たまたま良い人ばかりの職場に当たったんだろうか」と真顔で質問するＡ子に対して，筆者は「変わったのは周囲の人たちではなくて，Ａ子の方だと思う」と答えています。またＡ子は「態度の良くない客が来て，暴言を吐かれたけど，仕事と思って割り切ることができた。家に帰って母に報告するまで忘れていたくらい。引きずらなくなった」と述べて，いろいろなことに対して「あっさりしてきた」という報告をしています。

　他方で母親は「以前に比べて何でも言えるので，一緒にいる時のストレスがずいぶん減りました」と，Ａ子の「他人と共生する能力」が向上したことを裏付けるようなコメントをしています。Ａ子自身は「最近は洗い物がたまっているのを見ると，言われるより先に自動的に身体が動いて洗い出してしまうことがあるのだが，それで良いんだろうか」と筆者に尋ねました。それに対して筆者は「〈～をしてやろう〉という私心からするのでなければ大丈夫。〈なんとなく〉してしまっているというのが一番当てになるよ」と答えました。

　第38回も母親と受診。Ａ子は「説明や注意をされた時に，わかっていると思っても，遮らずに最後まで聞くように心がけていたら，母から〈人の話が聞けるようになってきた〉と褒められた」と，「人の話をなぞるように聴き取る」能力がさらに向上したという報告をおこないました。

　他方で注意される回数は，以前よりも細々としたことを中心に，減るどころかむしろ増える傾向がありました。筆者は気落ちするＡ子に「これは決してトレーニングがうまくいってないからではなくて，以前は怖くて注意できなかったことでも，お母さんが気軽に注意できるようになったせいだから，気にすることはない。むしろ治療が順調に進んでいる証拠」という説明をおこない，慰めています。

　それと関連してＡ子は「お手伝い中に連続で何回も注意されて，表情が暗くなってしまった。そうしたら母から〈注意した側の負担にならないように，あまりはっきり悲しい表情をするものではない。そうしないと注意がしにくくなってしまう〉と注意された」という報告をおこないました。筆者は「無理な要求に聞こえるかもしれないけれど，それは本当のこと。なるべく相手がＡ子に対して注意しやすくなるように，Ａ子が努力すること」と答えています。

　第40回も母親と受診。Ａ子は初めて「最近母に注意されることが減ってきた」という報告をします。それに対して母親は「いや，注意する回数は減ってない。注意をした時にＡ子がショックを受ける回数が減ったんじゃないか。だからＡ子に対して思ったことを口にしやすくなった。普通の家庭っぽい感じ」というコメントをしています。

第41回も母親と受診。母親は開口一番「2年ぶりに訪れた親戚の叔母がA子と話して，A子がものすごく良くなったのにびっくりしたと祖母に話したようです。祖母からそれを伝え聞いて私も嬉しかった」と嬉しそうに報告しました。
　それに対してA子は「でもまだまだ注意されることは多い。母が駐車場で車を壁にぶつけた時に，自分はパニックで動けなくなってしまい，車の中でじーっとしていた。母から〈せめて車の外に出て，ぶつけたところを見に来なさい〉〈そうしないとお母さんが事故を起こしているというのに，A子が無関心なように見えるからまずいよ〉と注意された」と答えています。
　第45回も母親と受診。この日の面接はA子が約8カ月ぶりに友人同士の集まりに参加したという報告から始まりました。「今回は友人の1人が私の知らない子を連れて来ると言っていた。知らない子と会うのは恐かったけど，行ってみたら何の問題もなかった。前はそういう時に何を話して良いかわからなかったし，空気を壊すようなことをしてないか心配だった。今は自然に言葉が出てくる。どうしてだろう」。
　筆者は知らない人と話すために，A子が今回どのような工夫をしたかを尋ねました。A子の答は「自分が好きなことだけ話すんじゃなくて，まず相手の話に〈喰いつく〉ように心がけた。前に母から〈A子は相手の話を聞いてない〉〈他人の話に関心がない〉と注意されたから」というものでした。これまで自宅でおこなってきた「相手の話をなぞるように聴き取る訓練」が多少は役立ったのかしら，と筆者がA子に尋ねたところ，「すごく関係していると思う」という返事でした。
　こうした話に対して母親は「以前のA子は，自分の好きなバンドの話ならどんどん乗ってくるけど，私が自分の友人や親戚のことについて話そうとしても，まったく関心を持とうとしなかった。前は怖くて言えなかったけど，本当はとても嫌な感じがしてました。今はすごく変わってきたと思う」と付け加えました。
　さらに筆者は第6章で説明したような，「合いの手の入れ方」についてA子に指導しています。具体的には相手が考えていて言い足りなかったこと，相手自身が疑問に思っていて言わなかったことについて，A子が補ってあげるような形でコミュニケーションをおこなうことを勧めました。「相手の言いたかったことの延長線上で，A子が合いの手を入れていくことはとても重要だよ」という筆者の説明に対して，A子は思い当たるふしがあったようでした。

k．24歳の誕生日

　A子の24歳の誕生日が近づいて来ました。前の年の誕生日に比べると，ずっと淡々

と過ごすことができたＡ子でしたが，「少しだけ不安定になってしまった」という報告が第47回の面接でなされました。「一流大学に在学中の従兄弟が，こんど海外に留学することが決まった。それを両親が〈すごい〉〈やっぱり～ちゃんは大したものだ〉と感心しているのを見ているうちに落ち込んでしまった」というものです。

　事情を知らない母親が，いつものように夕食を作りながらＡ子に注意や修正を重ねたところ，Ａ子が突然「もうやらない！」と言って自室に戻ってしまいます。以前怒った時と違ったのは，数分もしないうちに母親のもとに戻ってきて「さっきはごめんなさい」と謝ったことでした。それに関してＡ子は「やっぱり24歳になったし，あせっていたかも。でも去年のことをチラッと意識したら，戻ることができた。それにここまで訓練してきて，やめてしまうの悔しいし」と語りました。

　筆者はたとえ良い話であっても「激しく褒める」のではなく，「穏やかに褒める」ように母親に依頼しました（第5章を参照）。その上でＡ子に対して，「きちんとトレーニングを続けていけば，来年の誕生日はもっとずっと穏やかに過ごせると思うよ」と予告しました。

　第49回も母親と受診。「Ａ子に注意しなければならない回数が最近減ってきた」という言葉を母親が初めて口にします。Ａ子自身もそれは感じていたようで，「自分でも不思議な気がする。少し前まで鍵の閉め忘れとか，門灯のつけ忘れとか，何回注意されても直らなかったのに」と述べました。

　これには母親も深くうなずき，「本当にびっくりするくらい，いつまでたっても直らなかった。たぶん先生に〈おそらくお母さんが嫌になるくらい，Ａ子が身につけた癖はなかなか直らないと思うけど，それを修正するのは治療上とても重要なことだから，こだわってずっと指摘し続けるべき〉と言われていなかったら，ずっと前に諦めて注意しなくなっていたと思う」と打ち明けました。それに対して筆者は「〈新しい癖をつけ直す〉のだから，どうしても変化しはじめるまでに時間がかかる。でも変化しはじめるとわりに早いと思う」とコメントしました。

　またＡ子から「資格が取りたいので専門学校に通いたい」という希望が出されました。決して取るのがやさしい資格ではありませんでしたが，母親の「最近のこの子の様子なら続けられると思う」という判断もあり，筆者もそれに賛成しました。

1．専門学校に通い始める

　第53回も母親と受診。Ａ子は学校に通い始めた感想を「学校は〈まあこんなものかな〉という感じ。勉強は大変そうだけど，通うのは全然苦じゃない。それよりも

学校の授業に合わせてバイト先を変えたけど、そっちに少し戸惑った。今度は飲食店。前のバイト先と雰囲気が全然違う。覚えなければならないことは多いし、忙しい店なので殺気立っていることもある。わからないことだらけで、年下の先輩から〈使えないな〉と言われてしまった。実際そうだろうなと思ったから大ショックは受けなかった。ショックを受けている暇があったら直すように、と先生にも言われているし」と述べました。

筆者がどのような対策を取っているかについてＡ子に問うと「仕方ないから店のメニューを携帯で写真に撮って、家で覚えるようにすることから始めている。前に先生に教わったように、本当に予習と復習という感じ」という返事でした。母親によればＡ子は短時間でも毎日必ず「予習復習」を欠かさないとのことでした。

第55回も母親と受診。「また〈合いの手の入れ方〉について母から注意されて、落ち込んでしまった」とＡ子は言います。「兄が体調を崩して電話してきた時に、Ａ子が〈ああそうかー〉と言うだけだったので、母から〈『ああそうかー』じゃなくて、『お母さん、お兄ちゃんのマンションに行ってあげたら』とか、『私が様子見て来ようか？』とか言えないの？〉と叱られた。でも本当に思いつかない。私は冷たいんだろうか」と嘆くＡ子に対して筆者は「それは気持ちや性格の問題ではなくて、ただ**単純に言い方を知らない**ということだと考えた方が良い。しばらく少し辛いけれど、お母さんから合いの手の入れ方を習っていると考えると良い。反復練習しているうちに必ず口から出てくるようになるから」と答えています（第６章を参照）。

第56回も母親と受診。Ａ子は「バイトのことで気になることがある」と言います。「バイト始めてもう２カ月にもなろうとしているのに、まだ慣れてなくて注意される。仲間の雑談にもなかなか入れない。暇な時は仕事を見つけてやるようにしてますけど、正直言ってさみしい」と泣くＡ子に対して、筆者は「今の時期はこんなものではないか。基本を押さえて真面目にやっている感じがするから、たぶん今のペースで大丈夫だと思う」と請け負いました。母親も「バイトから帰ってくる時の表情とか、まったく悪くないですよ。ちゃんと努力もしているし」と筆者を支持しました。

この予測はさっそく裏付けられ、第57回の面接では「昨日店長にたくさん注意されたけど、良い態度で聞いていたせいか、〈じゃあ休憩行って良いよ〉と言ってもらって嬉しかった。少しずつバイト先の先輩にも絡んでもらえるようになってきた。自分が思っていたより、悪く思われてなかったのかも」という報告がなされました。

第58回も母親と受診。Ａ子は少しずつ自信をつけてきたようで「バイト先では怒鳴られることもあるけど、行きたくないとは思わない。今の店はすごく忙しくてきつ

いから，昔なら絶対に続かなかったと思う。怒鳴られても〈なんでできないんだろう〉とか，くよくよ考えなくなった。とっとと直せば良いんだ，という感じで切り替えられる」という発言がみられました。

　第 60 回も母親と受診。この頃にはバイト先でもだいぶ動けるようになってきたようで「バイト先でキッチンのおじさんが味の素をこぼしたので，急いでおしぼりを持って行って拭いてあげたら感謝された」というエピソードが紹介されました。筆者が「〈考えて〉動くというよりも，〈**なんとなく**〉動けるようになってきたみたいだね」と応じたところ，Ａ子は嬉しそうでした。

　「でもまだまだちゃんとものが見えてない時がある。母の衣替えの手伝いをしていた時，衣装ケースの上に埃がたまっているのに気付かなくて，シーツをその上に置いてしまった。母にすごくきつく注意されて，ショックで手が止まってしまった。そしたら〈手を止めないで，やりながら聞いてなさい〉とさらに注意された」と報告するＡ子に対して筆者は「それは大変だねえ。でもとても鍛えられるだろうね」とコメントしました。

　それに対してＡ子は「たしかに鍛えられるとは思う。だからその後に別のことで注意された時に，母から言われた通りに，手を止めないで聞いていたら〈それで良いんだよ，今のはとても良かったよ〉と褒めてもらえた時には嬉しかった」と語りました。

　第 61 回は母親の体調が良くないとのことで，珍しくＡ子だけが受診。まず仕事のミスが減ってきたという報告がなされました。どうしたら減らすことができたのか筆者が問うと「他人の動きが観察できるようになってきたせいだと思う。いつも他の人の立ち位置の対角線上にいるように心がけるようにしたから。他の人がレジの近くに立っていたら，自分はその反対側にいて仕事をする。相手が移動したらそれに合わせて私も位置を移動させていく」とＡ子は答えました。

　「家でもそういうふうに仕事（家事）しているの？」と筆者が問うと，「しばらく前からそうしている。だから自宅でも母と一緒に仕事（家事）していて息が合うようになってきた」という返事でした。「家でも気が抜けなくて大変でしょ？」と筆者が問うと，Ａ子は苦笑して「確かにそう。でも前ほど大変じゃないかな」と答えました。それに対して筆者は「今くらいの緊張感が家で〈当たり前〉になると，家の中でも外でも本当に楽になってくると思う」と予告しました。

　第 63 回は母親とともに受診。「昨日が資格試験だった。たぶん駄目だったと思う。でも手応えはあったから，次は大丈夫かもしれない」と報告するＡ子に対して，母親も「〈駄目だった〉と言いながらも，ものすごく落ち込んでいる感じじゃない。試験

直前でもパニックになって手がつかなくなることはなかったし，最後まで淡々と勉強し続けて受けられた。良かったと思う」という感想を述べました。

m. 対人関係能力が上がる

　第64回も母親と受診。「バイトではずいぶん褒めてもらえるようになった。新人に対して〈Ａ子の半分でもやる気を出せ〉と言って，良い例として引き合いに出してくれる」とＡ子は嬉しそうに報告しました。それと同時にこのごろ対人関係にも少しずつ自信がついてきたと言います。「以前と比べて，他人とのコミュニケーションの仕方がどう変わったと自分では思う？」という筆者の問いかけに対して，Ａ子は言葉を選びながら以下のように語りました。

　「今から考えると人の話をよく聞いてなかったと自分でも思う。聞いていたつもりだったんだけど，本当は他人の話に興味を持ってなかった。〈～に行ってきたんだよ〉と相手が言っても，〈何をしてきたの？〉とか〈どこにあるの？〉とか，疑問がまったく湧いてこなかった。聞いたままでおしまいという感じ。話が続かないから，自分が話したいことについて必死になってたくさん話す。今はそんなに自分は話さなくて済むから，かえって楽」。

　母親も「昔は私が話しかけても，Ａ子に興味のある話題以外はうわの空で聞いていた。考えごとでもしているみたいでした。今はちゃんと人の話を聞いて受け答えをしている感じがする」と，Ａ子の話を裏付けました。

　それに対してＡ子は「前だって自分ではちゃんと聞いているつもりだった」と言いながらも，「ただ今から考えると，ＴＶを見ているみたいに聞いていたと思う。面白くなければチャンネル変えるかスイッチを消す，という感じ。興味も疑問も持たなくて良かった。でも興味がない話題でも，掘り下げると面白くなってくることがわかった。掘り下げていった方が，他の人と話す時につながっていきやすい」と，現在の聞き方との違いについて説明しました。

　第66回も母親と受診。Ａ子は「人と話す時のコツがわかってきた」と報告しました。「母と話している時に，母の話している内容を想像して，思い浮かべる。それを自分の知っていることとつなげていく。自分の知らない人のことを母が話している時でも，その人の姿を思い浮かべる。そうすると〈面白い人だね〉とか〈いい人だね〉とかいう感想が湧いてくる」というのです（第6章を参照）。

　それに対して母親が「それもあるけど，他人がＡ子と話す時に，話のとっかかりがつけやすくなった，ということもあると思う。以前は普通の人が興味を持つよう

なことにＡ子は関心を持たなかったから。私がニュースを見ていてもＡ子は無関心。今は関心がある。そういえば以前は天気のことにもまったく無関心だった。今は１週間分くらいの天気は大体知っている感じ。話しているとわかる」と付け加えました。

　Ａ子も「そんなに興味のないことでも，さわりのところの情報だけは集めておくようにしている。初対面の人と会った時に話題として持ち出してみて，喰いつき方をみて話題を変えていけるから」と述べて，そのような変化が今では意識的な努力に基づいたものとなっていることをうかがわせました。

　この回の最後にＡ子は，先日アルバイト先の地区部長から，飲食チェーンの正社員にならないかという誘いを受けたという報告をしました。Ａ子自身はあくまでも資格試験に合格した上で，その資格を活かした就職がしたいという希望があったため，その誘いは断ったとのことでしたが，このような誘いを受けたことは大きな自信になったようでした。

　第67回も母親と受診。ここで母親はＡ子に関して初めて「たぶん普通の24歳の女の子と比べても，今ではＡ子の方がいろいろと気が利くし，仕事仲間としては頼りになるんじゃないか。少なくともバイト先の店長や地区部長さんにはそう思われているみたいだし」と，正面からプラスの評価をおこないました。

　Ａ子はそれに対して「母は厳しかったし，これまでずーっと泣きながらやってきた。この１カ月くらいフッとそれが抜けてきて，まったく辛くなくなってきた。なぜかはわからないけど，ものすごく穏やかな気分」と応えました。

　筆者は母親とＡ子の報告を受けて「まだ越さなければならない山はいくつか残っているし，もうしばらく通院の必要もあるけれど，いわゆる〈パーソナリティ障害の治療〉としての一番大きな山は越えたと思う。回復の程度としてはおおむね７～８割はいっている。逆に言えばまだ２～３割はやることが残っているということだけど，治療を始めて３年弱という時期としては上出来の方ではないか」という形で評価をおこないました。

　Ａ子の治療はその後もしばらくの間続きました。その間に念願だった資格試験にも合格し，その資格を活かして正社員として就職することができました。就職してから数年後まで経過を観察し，薬物を抜いてもとりたてて大きな問題が生じないことを確認した上で，当院での治療は「卒業」ということになりました（「卒業」という言い方は，ある患者が当院での治療を終えるにあたって使った言葉です。筆者はその語感が気に入ったため，それ以来治療を終える時には「もうクリニックは〈卒業〉で良いよね」という言い方をよくしています）。

III　BPD が治るとはどのようなことか

　さて以上のような治療経過をふまえて,「BPD が治るとはどのようなことか」という最初の疑問に立ち戻ることにしましょう。A子の経過を見れば,それが単に「自傷行為がおさまること」「大量服薬をしなくなること」「感情的に不安定でなくなること」「入院の回数が減ること」にとどまるものではないことは明らかです。たしかに治療を通してA子はそのような方向へと大きく変化していきましたが,治療の全経過を通して筆者がそうしたことを目標として念頭に置いたことは正直一度としてありませんでした。

　筆者が実際に念頭に置いていたのは,第6章で説明したような「〈学び／学ばれる関係〉に耐えられる能力」「〈人の気持ちや考えをなぞる〉能力」と関連した,さまざまな社会的能力をA子に身につけさせることでした。それは他人に共感する能力,人からものを学ぶ能力,他人と共同作業をする能力などの,A子が「人の世（世間）」に参加していく上で不可欠ともいえるさまざまな能力です。

　A子の治療経過を見ればわかるように,こうした能力の獲得を通して患者に生じる変化は——少なくともそれが「治療的成果」と呼べるほどのものであるなら——「見る人が見ればわかる」といった程度の,識別するのに苦労するような微細な内面的変化にとどまることはありません。むしろそれは目つき,表情,姿勢や仕草,行動パターンにおよぶ,広い意味での社会的能力に関する,「誰が見ても歴然とわかる」ような変化ということになるでしょう。

　もちろんこれは患者自身や家族の希望——ここまで本人に要求しては可哀想だと思う家族もいるものです——や適性もありますから,いつでもA子と同程度の治療的変化が得られるとは限りません。しかしA子に生じたような変化は,本人と家族が本気で治療に取り組むなら,いつでも達成できる可能性があること,言い換えれば「BPD 患者が治ることの基準」とみなしてよいことは強調しておきたいと思います。

第8章
受診しない患者に対する対応

I　受診しない患者の3つのタイプ

　BPDが患者の社会生活に対して深刻なマイナスの影響を与えること，そしてそのために患者が大きな苦痛を感じていることは間違いないでしょう。それにもかかわらず，家族が受診するよう勧めても，なかなか応じようとしないBPD患者は少なくありません。これには大きく分けて3つの理由が考えられます。第1にそもそも自分のどこが問題であり，どこを治さなければならないのかが，患者自身にもよくわからないこと。第2に患者がBPDに関して問題の多い通念を信じ込む，あるいは信じ込まされるに至ってしまったこと。そして第3にこれまでさまざまな治療を受けてきたにもかかわらず，ほとんど改善がみられなかったために，患者が治療に対して半ば絶望してしまったことです。
　第1の理由から検討してみることにしましょう。「自分は病気じゃない」と主張するBPD患者は少なくありませんが，ではこうした患者が自分のことを「社会生活上うまくいっている」，「何の問題もない」と考えているのかといえば，もちろんそんなことはありません。ただ彼らは自分の「うまくいかなさ」が，治療によって治るような性質のものであるとは思っていないし，思えないということなのです。無理もないことですが，こうした訴えは医療機関を受診したことのない患者に多くみられます。
　第2の理由に関して言うなら，BPDに関する問題の多い通念は，さまざまな経路を通して患者のもとに届く可能性があります。たとえばさすがにこの頃は少なくなりましたが，「BPDは親の養育に問題があったのが主な原因で発症する」という考えを信奉している患者は，今でもいなくなったわけではありま

せん。当然ながらそうした患者は「病気なのは親の方だ」「親が治療を受けろ」などと言って受診を拒否する傾向があります。

治療者側から問題の多い通念が提供されてしまうことも決して珍しくありません。第7章で詳しく紹介したA子の場合のように、せっかくBPDという診断を下されながら、それと同時に「性格の問題だから治らない」と治療者に宣告されてしまう患者や家族は今でも少なくないのが実情なのです。さすがに治療者側から「治らない」と宣告されたら、通院することに意味はないとBPD患者が考えたとしても、それを責めるわけにはいかないでしょう。

第3の理由はある意味ではより深刻であると言って良いかもしれません。いちおう治療を——しばしば長期にわたり——受け続けてきたにもかかわらず、ほとんど病状が改善されないまま、いわば患者自身が治療に絶望するという形で受診を拒否するに至ったということなのですから。きちんと診断がつけられていない場合はもちろんのこと、BPDという診断がつけられている場合ですら、このような理由で受診を拒否するに至る患者は決して珍しくありません。

II 本人を受診させるための工夫：「治る」という言葉の重要性

これまで述べてきたように、筆者の治療法の骨子は「〈学び／学ばれる関係〉に耐えられる能力」「人の気持ちや考えをなぞる能力」といった、BPD患者に大きく不足しているさまざまな社会的能力を、家族の全面的な支援や協力のもとにおこなわれる、自宅での反復トレーニングを通して修得させることにあります。その意味では本人が受診しようがしまいが、治療でしていくべきことに、さほど大きな違いはないと言って良いかもしれません。少なくとも家族に対してしばしば告げられることのある、「本人が受診しないことにはどうにもならない」などという説明が、当を得たものでないことは明らかです。

それでも筆者はせめて何回かは——できることなら定期的に——本人にも受診してもらうことが望ましいと思います。なんといっても当事者は本人であるわけですし、治療を進めるにあたって、本人に不足している能力がどのようなものか、すなわち本人が治療を通して習得すべき能力はどのようなものかにつ

いて，患者自身が治療者から直接説明を受けておくに越したことはないからです。とはいえ本人は受診したがっていないわけですから，受診させるためには工夫がいります。以下では本人を受診させるための工夫のあれこれについて，詳しく説明することにしましょう。

　最初に述べたように，患者が受診したがらない理由には，大まかに言って3つのものが挙げられます。これら3つの理由に対しては，少しずつ異なる対応を図る必要があるでしょう。しかし患者が受診しない理由が，これらいずれであったとしても，家族がおこなうべき対応の基本は変わりません。それは患者に対して「治る」という言葉かけを繰り返しおこなっていくことです。なぜならこうした患者にとって最も切実な疑問は，「はたして自分の問題は治療で治すような，あるいは治せるような性質のものなのかどうか」ということなのですから。

自分のどこが問題かわからない患者の場合

　第1のタイプの患者に対する対応とは，つまるところ「自分の問題とは治療の対象となるようなもの」，すなわち「病気の症状」であるという認識を患者に持たせることに尽きます。もっとも家族が「そんなに腕を切ってばかりいるのは病気だよ」「そんなに怒ってばかりいるのはおかしいんだよ」と患者に告げたところで，必ずしも受診につながるとは限りません。第2章で詳しく説明したように，そうした症状は大半の場合には対人関係上の問題との関わりで生じているからです。下手をすれば「お前たち（両親）が挑発してくるくせに，人を病気扱いするつもりか」と本人が怒り出すという結果をもたらすだけに終わりかねないでしょう。

　それに比べればBPDについての資料や解説書などを，こうした患者の目にとまるような場所に「なんとなく」置いておくというのは，よりトラブルが少なくて済む可能性の高い方法ではあります。しかしその場合に問題になるのは，この病気が「パーソナリティ障害」というカテゴリーの中に収められていることでしょう。専門家の中にさえ「BPDは性格だから治らない」などと患者や家族に告げる人物は少なくないわけですから，患者がそのような資料や書物を読んで過剰に悲観的になる可能性は少なくありません。その意味ではこのやり方もベストと言うにはほど遠いものです。

最も無難なのは患者が現実に抱いている「生きにくさ」「うまくいかなさ」に焦点を合わせていくことでしょう。BPD患者の中で対人関係の問題に悩んでいない人はまずいませんから，「どうも世間の人と関わっていく上でうまくいかなくなるような病気があるみたいだよ」「最近はそういう病気に対する治療ができるようになってきたみたいだよ」という言い方で受診を勧めるなら，本人が受診する可能性は意外なほど低くはないものです。

BPDに関して問題の多い通念を信じ込んでいる患者の場合

第2のタイプの患者に対して対応するのは，原理的には第1のタイプの患者に対応する場合ほど難しくありません。問題の多い通念を，適切な知識へと置き換えていくだけで良いのですから。たとえば専門家から「性格だから治らない」などという通念を植え付けられてしまった患者に対しては，家族が「以前はそう信じられていたけど，最近は適切な治療さえ受ければ治ると言われているみたいだよ」と繰り返し説明することで，受診へと導くことができる場合も珍しくありません。

それに比べると「BPDは親の養育に問題があったのが主な原因で発症する」という考えを信奉し，受診を拒否している患者に対する対応は少々やっかいです。最近得られた行動遺伝学的な知見は，このような考えを支持してはいないのですが，患者に対してそれを説いたところで聞く耳を持たない場合が多いでしょう。

このような患者の場合，第1のタイプの患者に対する場合と同じように，患者が現実に抱いている「生きにくさ」「うまくいかなさ」に焦点を合わせていった方が，本人を受診させられる可能性は高いと思います。自分がそれまで抱えてきた「うまくいかなさ」を，治療によって改善できる可能性があると患者が考えるなら，本人が受診する可能性も少なからず出てくることでしょう。

治療に絶望している患者の場合

第3のタイプの患者，すなわちいったんは治療に絶望してしまった患者に対して，再び受診してみるよう勧めるのは，なかなか難しい場合が多いと思います。こうした患者はあちこちの病院やクリニックで，長きにわたり治療を受けてきた——そしてそれがほとんど役立たなかった——人たちなのですから。こうした患者に対する対応は，それまで受けてきた治療の中でBPDという診断

がつけられていた場合と，そうでなかった場合に応じて異なります。

　まずBPDに対する治療を受けてきたが，治らなかったので通院を拒否するに至ったという場合，家族は患者に対してどのように受診を勧めたら良いのでしょうか。無理もないことですが，これまでと同じような治療——大半は投薬とカウンセリング——を受けるよう勧めたところで患者が納得することは稀でしょう。したがって「どうもこの病気は，心の悩みというよりも，社会生活を送っていく上で必要な力が不足しているために起こるみたいだよ」「カウンセリングというよりも，あなたに必要な能力を上げるためのトレーニングが必要みたいだよ」といった形で勧めた方が，患者が応じる可能性は高いでしょう（第1章，第5章を参照）。

　ではBPDという診断がつけられないまま漫然と治療が続けられ，結果的に患者が治療に絶望して通院を拒否するに至った場合には，家族はどのように対応すれば良いのでしょうか。これはたとえば自傷行為や大量服薬を繰り返すような患者が，「うつ病」という診断に基づいて無益な抗うつ剤治療を長期にわたり受けたあげくに，通院を拒否するに至ったような場合です（第1章を参照）。このような場合には家族が「どうもあなたの問題はうつ病ではないみたいだよ」「きちんと専門的な治療を受ければ治りはいいみたいだよ」といった言葉かけをおこなうことで，本人は再び治療意欲を取り戻す可能性があります。

Ⅲ　本人が受診しなければ治療は不可能か

　これまで本人を受診させるためのさまざまな方法について論じてきました。ではこれらの方法を用いても，本人がどうしても受診しようとしない場合，家族は治療を受けさせるのを諦めてただ見守るしかないのでしょうか。必ずしもそうとは言えないというのが筆者の考えです。なぜならさきに述べたように，筆者の治療方法の眼目は患者に大きく不足しているさまざまな社会的能力を，家族の全面的な支援や協力のもとにおこなわれる，自宅での反復トレーニングを通して修得させることにあるからです。

　もちろん筆者の治療方法の場合も，本人が治療に参加することが望ましいのは論を俟ちません。しかし場合によってはほとんどBPD患者が面接に姿をあ

らわさないまま,ほぼ治癒といって良い状態まで病状が改善する可能性があることは,もっと認識されても良いことであるとは思います。以下では家族を介して,受診しない患者に対して治療的に関わっていくための方法について説明していくことにしましょう。

さきに述べたようにそれらの方法は,BPD患者に不足しているさまざまな社会的能力を,家族の全面的な支援や協力のもとに修得させることを目的としているという意味で,本人が受診している場合になされる介入方法と大きく変わるものではありません。これまでに論じてきたことと重複する面も多いため,本人が受診しない場合の介入方法は簡単に箇条書きで示すにとどめます。詳しく知りたい方はそれぞれの技法に関して参照すべき章を挙げてあるので,そちらを読んでいただければ良いでしょう。

受診しない患者になされる介入方法

1. 家族をできる限り傷つけないよう心がける,すなわち患者を看病する家族の苦労をねぎらい,その苦悩に対して共感する(第5章)。
2. BPDとはどのような病気なのか,患者はどのようなところに引っかかっているのかについて,詳しく具体的な心理教育をおこなう(第2章)。
3. BPDを発症する上で,家族(両親)はどれくらい関わりがあると考えられているのかについて,最近得られた知見に基づいて家族に説明する。とりわけこれまで盛んに喧伝されてきた「親原因説」に対しては,最近得られた行動遺伝学的知見に基づいて,大いに疑いの目が向けられるようになってきていることについて,きちんと伝えておく(第5章)。
4. BPDの治療とは患者の「反応傾向(癖)」(第4章)を修正していく過程,すなわち患者が他人の前にあからさまに表出していながら,自分では見ることができない「癖」を直していくという過程に相当する。したがって患者の努力で直せる範囲には限界があり,治療にあたって家族の協力をあおいで助けてもらうのが不可欠であることについて,家族に対して詳しく説明する(第4章,第5章)。
5. 自宅を治療環境としてふさわしいものとなるように作り替えていくための指導をしていく(第5章)。具体的にはまず家の中から「極端なもの」「過激なもの」をできる限り取り除いていくよう生活指導をすることであり,第2に家族が「凡人」として「豊かな語り口で」語るという技法(第3章)について,治療者が家族

に対して丁寧に繰り返し指導していく。

　本人が受診していない場合，家族が「凡人」として患者と関わるという技法はとりわけ重要になりますから，ここで少しく補足しておくことにしましょう。これは家族が患者と安易に言語的なコミュニケーションを成立させてしまうのを戒めるための技法です。患者との間でコミュニケーションをおこなう以前に，そもそもこうした患者の言葉の用い方が，周囲の状況に対して適切なものとなっているかどうか，言い換えれば患者が言葉を適切に用いることができているかどうかについて，正面から検討していくこと。そしてもし変わった用い方をしていたなら，それを適切な（普通の）用い方に置き換えていけるように家族が援助していくことが重要なのです。

　これは基本的には子どものふるまいに変な癖がついてしまったのを，親が直してやるのと何ら変わるところはありません。第3章で紹介した「ルールを守る」という言葉，あるいは第5章で紹介した「なくなったものは仕方がない」という言葉の使い方が「変わっている」のを明らかにし，それを家族が繰り返し修正していくというプロセスは，BPD患者とのコミュニケーションの基盤作りのために欠かすことができないものです。

6. 「〈学び／学ばれる関係〉に耐えられる能力」「〈人の気持ちや考えをなぞる〉能力」という，治療を通してBPD患者が習得すべき社会的能力について家族にきちんと説明した上で，それを身につけられるようにするためのトレーニングを家族に自宅で実践してもらう（第6章）。
7. 治療の見通しについて，2つの段階に分けた上で以下のような説明をおこなう（第5章）。適切な治療を継続するなら，3年から4年程度でかなり大きな改善が見込めることについても説明しておく。
　　第1段階：さまざまな行動化，感情不安定性といった派手な症状が目立つ時期。
　　第2段階：対人関係能力が向上する，「反応傾向（癖）」（第4章）がわれわれとおおむね似通ったものとなる，言葉の意味を把握する場合の「プロトタイプ（第3章）」が常識的なものへと変化するといったさまざまな形で，患者の社会的能力が向上していく時期。

8. 直線的に軽快することはまずなく，治療は必ず螺旋状の経過をたどることをあらかじめ説明しておく（第5章）。
9. 治療のプロセスには，患者にとって相当の苦痛やストレスが伴うのを，事前に家族に説明しておき，それをひとわたり理解はしておいてもらう（第5章）。
10. 治療には家族にとっても相応のストレスが伴うことを説明し，「事なかれ主義」を廃する覚悟を決めてもらう。

　この項目にも注釈が必要でしょう。これまでに述べたような介入をおこなう場合，結局のところ大小さまざまなトラブルが家庭の中で生じてくるのは避けられません。朝きちんと起きるよう，患者に繰り返し声をかけるというだけでもトラブルのもとになることは少しも珍しくないのですから。
　しかしBPDをまともに治療していこうと思うなら，それをまったく避けて通るわけにはいかないことを覚悟する必要があります。それに目先のトラブルを避けようと，家族が「事なかれ主義」を貫いたところで，どのみちトラブルは別の形で必ず頻発することになりますし，放置すればするほど事態は悪化していく一方ということになるでしょう。

11. 中心となって治療的関わりを持つ家族メンバー（たとえば母親）以外の家族メンバー（たとえば父親）にも，応分の治療的役割を必ず担ってもらう。

　この項目についても注釈を加えておくことにしましょう。これは本人が受診しようがしまいが不可欠と言って良い原則ではありますが，本人が受診しようとしない場合にはとりわけ重視する必要があります。これは具体的には以下の3つの要素からなります。第1に治療に関わる家族メンバーの負担の大きさについて，他の家族メンバーの充分な理解と支持を得ること。第2にBPDの治療とは，「患者の**目先**の気分を癒やしてあげる」というプロセス**ではなく**，患者に不足しているさまざまな社会的能力を，自宅での反復トレーニングを通して修得させるというプロセスであることについて，他の家族メンバーにも充分に理解してもらうこと。第3に他の家族メンバーにも「事なかれ主義」を廃する覚悟を決めてもらうことです。

こうした準備をおこなうことにより，中心メンバーが治療的関わりをおこなう際に必ず生じることになる患者とのトラブルが，他の家族メンバーによって，単なる家族間の「けんか」「もめごと」であるかのように矮小化して捉えられてしまう可能性を大きく減らすことができます。

たとえば母親が治療的関わりをしようと試みることを通して，本人と母親との間にトラブルが生じたとしましょう。そのような場合に父親が「もうやめてくれ」「お前（母親）もいい加減にしろ」などと——しばしば母親の側を非難するような形で——割って入るのはよくあることです。しかし父親のそのような介入は，母親の治療的関わりを無効化する結果となっていること，したがってそのような介入を早急に止めてもらう必要があることを，父親に対して伝える必要があります。

こうした場合に限らず，治療をおこなっていく際に目先のもめごとを避けていると，結局のところ本人の回復が遅れ，いつまでも長期にわたりもめごとが続くようになってしまうことを，他の家族メンバーも充分に認識しておく必要があるのです。

Ⅳ　受診しない患者Ｂ子の治療経過

これから詳しくご紹介するＢ子の治療経過は，ある意味でこれまで説明してきたようなタイプの治療の極限と言って良いでしょう。かなり長期にわたる治療経過の中で，本人が正式に受診したのは最初の２回だけ。その後の治療はほぼすべて母親に対する電話診察を通してなされたのですから。

すなわち以下で紹介するのは，本人が来院しないだけでなく，母親との面接も電話を通してなされるという，２重の意味で間接的な治療の経過ということになります。誤解されるといけないので急いで申し添えておくなら，筆者はこうしたいわば「曲芸」のような治療を，他の専門家や家族に対して推奨するつもりはまったくありません。

むしろ筆者は本人が通院したがらない場合，せめて家族だけでも継続的に通院してもらうのが望ましいと考えています。確かに筆者が治療した患者の中には，他にもこのような治療形式を取った人が何人かいるのは事実であり，その

意味ではB子は決して稀なケースとは言えません。しかし後に述べるように，B子の治療がこのような形をとるに至ったのはさまざまな状況が重なった，いわば偶然の産物にすぎないのもまた事実なのです。

　それでもこのケースをここであえて紹介するのは，以下に挙げるような３つの目的があります。第１に「いざとなれば家族を媒介として，この程度の治療成果を得ることは充分に可能である」という基準を示すこと。第２にBPDに特徴的とされるような症状がほとんど認められなくなった後で，患者の社会的能力を向上させるために，さらにどのような治療的介入がなされるべきかを例示すること。そして第３に電話診察——とりわけ電話を用いてなされる家族面接——の有効性を明らかにすることです（第10章を参照）。

　第２と第３の目的については多少補足しておく必要があるでしょう。BPDといえば激しい行動化や感情不安定性といった派手な症状にばかり目が行きがちですが，第９章でも述べるように筆者はそれらの症状をほとんど重視していません。第６章で述べるようなトレーニングを，BPDに特徴的とされるような症状が存在している時も，ほとんど消失してしまった後にも一貫しておこなうことにより，患者の「反応傾向（癖）」を直していくのが治療の目的なのですから。

　電話を用いてなされる家族面接の効用についても第10章で詳述するので，ここで詳しく述べることはしませんが，電話診察は筆者がおこなう治療の一環として組み込まれていること，適切になされるならこれまで考えられてきたよりもはるかに大きな効果を持つことは強調しておきたいと思います。

　以上を前提とした上で，B子の治療経過について説明していくことにしましょう。以下の記録では，特に断わりのない限り，電話での報告者はすべて母親であり，（　）の中が筆者の発言ということになります。また治療の長期にわたる患者であるため，ところどころに［　］に入れてB子の経緯を簡単にまとめてあります。さらに第７章で紹介したA子の場合と同様，B子の病歴にはプライバシー保護の目的で，個人として特定することができないよう，さまざまな修正が加えてあることをお断りしておきます。

a．B子の病歴

　初診時年齢は17歳。会社員の父親，パートタイムで働く母親のもとで2人姉妹の第2子として出生。本人や両親の記憶によれば，幼少時に発達に関する問題を指摘されたことはない。小さい頃はあまり他人の目を気にせず，やりたいことはどこまでもやる，自分の我は通すというタイプ。また読書やTV，DVDなどを見始めると，それが面白くなくても途中で止められないなど，強迫的な傾向が目立った。学校の成績は常に最上位。友人はいないわけではないが，対人関係にはずっと苦手意識を持っていたという。

　受験が近づいた中3の秋頃から，壁を殴る，「塾に行かない！」「高校にも行かない！」とわめくなど，精神的に不安定な状態に陥る。実際に塾や学校に行かなくなることはなかったものの，集中力が低下し充分な受験勉強をするのは難しい状態が続いた。そのため両親は受験校のランクを落とすよう勧めたが，B子がそれを聞き入れることはなく，そのまま第1志望の難関校を受験し──母親によれば奇跡的に──合格した。

　しかし入学直後におこなわれた学力試験で思ったような成績が取れなかったことでショックを受け，睡眠時間を削って猛勉強を始める。またそれと平行して毎日早朝に体操やなわ跳びを始めるようになった。最初のうちなわ跳びは100回程度だったが，次第に回数が増加。その年の10月頃には数千回なわ跳びをしても止まらなくなった。それと平行して次第に勉強が手につかなくなり，食事の量も減った。その年の12月には，野菜以外のものをほとんど受け付けなくなった。

　翌年の1月以降は急激にやせが進行。もともと160センチ，63キロだった体重が42キロまでやせた。家族が説得して1月に近医内科を受診し，摂食障害の診断を受けた。それを受けて母親とともに総合病院の思春期外来を受診。担当医からは「母親との関係が悪い」「完全癖があって，それを治さないと社会に適応できない」という指摘を受け，「食べる努力をするように」「もし次回来院した時に，今よりも体重が減っていたら入院してもらう」という指示をされた。

　B子は取り立てて親との関係が悪いとは思っていなかったので，担当医から告げられた言葉は心外だったという。2週間後に受診した時，B子の体重は40キロまで減少していたが，担当医は入院させる代わりに「1ヵ月後にまた受診するように」と述べただけだった。B子と母親は治療に対して不信感を抱き，別の精神科のクリニックへと転医。そこでも症状が改善されなかったため，いくつかの病院やクリニックを次々に受診した。

しかし食事を摂ることがほとんどできなくなり，体重も33キロまで減少したため，4月初旬に最初に受診したのとは別の総合病院に入院。入院中におこなわれたMRIを含む諸検査では，特に異常は認められなかった。摂食障害という診断のもとに投薬治療と食事指導を受け，体重は増えたが，B子は最後まで病棟生活になじめなかった。

体重が37キロまで回復したため5月初旬に退院。退院後は一応食事を摂るようにはなったが，食事をしている姿を他人に見られるのを極端に嫌がり，1日1回夕食だけを自室を締め切って1人で食べるようになった。母親によれば「食べる」というよりも「ガツガツと詰め込んでいる」という感じであったとのこと。また食事を摂った後は目つきがガラッと変わり，母親が声をかけただけでも怒声をあげ，物を投げて暴れるなど，不穏状態に陥ることがしばしばだった。

退院後はすぐに復学したが，同級生に勉強で後れを取ってしまったことを気に病み，また学校で友人と一緒に昼食を摂ることもできなかった。しだいに「他の子から悪口を言われている」という被害的な訴えを繰り返すようになり，しばしば学校を抜け出して自宅に戻ってしまうようになったあげく，5月下旬にはまったく登校できなくなった。その後は自宅に引きこもり，誰とも連絡を取ろうとしなくなる。人目を極端に気にするようになり，電話の音や家の内外の物音に対して過敏になっておびえる状態が続く。

昼夜逆転の生活を送り，昼間は寝ていることが多いが，時にベッドに長時間腰かけたまま，何もせずボーッとしていることがある。そのような時は目の焦点が合っておらず，母親が声をかけても返事をしない。後で母親がその時にB子と交わしたやりとりについて話しても，記憶が定かでないことがある。気分にはむらがあり，たまに機嫌が良いと「塾に行く」「勉強の遅れを取り戻す」などと口に出すことはあるが，実際の行動に移すことはない。

母親の仕事が休みの日は1日中まとわりつき，TVやドラマなどを一緒に見てもらいたがる。そのくせ母親が姉と談笑しているだけで「うるさい！」と言って怒鳴る。怒るとしばしば手がつけられなくなり，母親に向かってカタログ本を投げる，2階から洗濯ばさみを大量に落とす，整理ダンスの中の服をぶちまけるといった後先を考えない行動に出るため，家族は息を潜めるように生活していたという。

2学期が始まる直前になると「自分はもう駄目だ」「自分の存在自体が間違いだ」「消えたい」と希死念慮を訴え，自室の壁を拳で殴り続けるようになった。壁が血まみれになっても止めようとしないため，家族が何人かでようやく押さえつけていたという状態。時にはそれに手首自傷，頭を壁に打ち付ける，ガラス窓を叩き割ろうとすると

いった症状が加わった。

　家族はＢ子の病状が悪化する一方であるため，再入院を検討するよう担当医に申し入れたが，担当医は「体重は増えてきているので大丈夫」「薬を変えたから様子を見るように」と家族に指示するだけだった。治療の見通しがつかないことを理由として，知人の紹介でその年の10月に筆者のもとを受診。

b．Ｂ子が来院しなくなるまで（第１回〜第２回：治療開始より約１カ月まで）

【第１回】Ｂ子，母親

　Ｂ子は静かで知的な印象を与える少女。心配げで優しそうな母親に伴われ入室。とりたててやせているという印象はない。現在の体重を問うと50キロとのこと。「食事は１日１回だけど，１回に食べる量が多くて動かないから太ってしまった」「もう今はヤケになって食べている」と言う。話す内容は筋が通っており，精神病的な印象も受けない。

　Ｂ子に治療目標について問うと，抑うつ気分がなくなると良い，気分が変わりやすく，すぐにイライラして怒ってしまうのを治したい，死にたい気分がなくなると良い，対人関係がうまくいかないので改善したい，という４つを挙げた。母親はそれに，きちんと食べられるようになって欲しい，身体を傷つけるのがなくなると良いという２つの目標を付け加えた。

　今は何をする気力も湧かないという。「本も読んでないし，漫画も頭に入らない。学校にも行けそうにないし，勉強も手につかない」（１日寝ているのはよくない。自分で動き始めるのは難しいかもしれないから，少しずつでも起きて家事をするよう母親に声をかけてもらうこと。Ｂ子は他人から声をかけられる，指示されるのに耐えられる能力を伸ばす練習だと思うように）。

　「他の子とどう接していいかわからない。学校ではすごく他人に合わせていた」「自分には自我がない。相手とつき合えばつき合うほど自分じゃなくなっていく。友人と服を買いに行っても，相手に好かれる服じゃないと駄目かな，と思う」（他人に合わせるのが悪いことばかりとは限らない。ただＢ子には〈ちょうどいい合わせ方〉がよくわからないのかも）。

　「みんな１人でやっているのに，自分は何をしているのか，と思う。できれば他人に頼りたくないし，薬にだって頼りたくない」（Ｂ子は依存するのがあまり得意ではないのかしら。でも今は薬も含めて頼っておくのも悪くはないかも）。

病状の深刻さを考慮して，今後とも2週間に1回50分の家族面接を主体とすると告げる。処方内容については前医を踏襲し，デパケンR300mg，パキシル20mg，リスパダール4mg，サイレース2mg，不穏時にはヒルナミン50mg，不眠時にはマイスリー5mgをそれぞれ頓用として用いることとした。

B子に対する薬物療法についてあらかじめ説明しておくなら，基本的にはこの処方内容を維持した上で，病状改善に伴い少しずつ減量していったという治療経過であった。それまでの治療でも，薬物による症状の改善はほとんど認められなかったこともあり，「薬はほんの少し効けばよい」「あくまでも補助的に用いるもの」といった説明に対して，B子も母親もかえって納得した風情であった。その後の経過でも頓服の睡眠薬で眠れたといった場合を除けば，薬物処方の変更でB子の病状が変化したことはなかった。

【第2回】B子，母親

B子は落ち込んだ表情で入室。両手には包帯を巻いている。「昨日また壁を殴ってしまった。高校の同級生と会いたくなって，久しぶりに家に来てもらった。でもその子と話してから調子がおかしい」（もう何カ月も友人とは話していなかったと思うが，どうして急に会う気になった？）。「その子は前から〈病気の話が聞きたい〉と言っていたし，今なら何となくうまく話せそうな気がした。でも私の顔を見るなり〈元気そうじゃん〉と言われてしまって，まずそれがショック。私が病気の話をしていても，その子はずっと雑誌を見ていたし。なわ跳び何千回しても止まらないという話をしたら，ゲラゲラ笑い出した。だから拒食症の話もしようと思っていたのに，できなかった」（久しぶりに友達と会ったので，B子は頑張って元気そうに見せてしまったかも。だからその友人にはB子が何でもないように見えてしまった可能性がある。一般的に言うなら，今のような時期に友人と会った場合，後でさまざまな副作用が生じる場合が少なくない。会っていけないわけではないが，できればこれからは事前に主治医やお母さんと相談してもらえると良い）。［第9章を参照］

診察終了後しばらくして「駅の構内で不穏状態になったため，クリニックへ戻りたい」と母親から連絡があった。駅のホームで母親に向かって本を投げつけ，柱をひたすら殴り続けていたとのこと。とりあえず戻ってもらうことにし，落ち着かないためセレネース5mgとアキネトン5mgを筋注。暴れた理由を問われてB子は「先生から〈友人に会ったのが悪い〉と言われた」と告白した。筆者は「会っていけないわけではない。ただ友人と会う前には，お母さんや主治医と相談して，さまざまなリスクについて検討しておいた方が無難だ，と言っているだけ」と説明し，B子も一応納

得して帰宅．

　しかし第3回面接前に母親から連絡があり，B子が「クリニックに行くと疲れる」「もう通うのは無理」と言っているとのこと．壁に頭を打ち付ける，手首を自傷するといった行動がみられるだけでなく，部屋の中の物をぶちまける，それを止めようとした母親のことを足蹴りするなど，不穏になることも多い．B子を通院させたいが，クリニックまで遠距離（片道4時間半）なので，無事に連れて行ける自信がない．どうしたら良いか」という内容であった．

　筆者が「どうしても来院できない患者や家族の場合には，電話で診察をすることもある」と答えると，ぜひお願いしたいとのこと．どれほどできるかはわからないが，とりあえず母親を媒介とした治療的介入を試みることにして電話診察が始まることになった．

　これ以降B子が来院することはなかったが，その代わりにときどき筆者に対して手紙を寄こすようになった．しかし母親が電話をしてくる際にも，B子が積極的に電話口に出ることはほとんどなかった．筆者はB子の手紙に対して直接返事を書くことはしなかったが，読後の感想は母親を介して必ず伝えてもらっていた．

　薬物治療については，B子の家族が以前から懇意にしていた地元の家庭医（心療内科も標榜している内科医）と連絡を取り，筆者からの処方内容の継続と，血液検査などをお願いすることにした．

c．電話診察の開始（第3回〜第13回：治療開始より約半年まで）

　［第3回以降の診察は電話でおこなわれることになりました．まず筆者が心を砕いたのは筆者がおこなう治療について一通り理解した上で，母親のバックアップをしてもらうようB子の父親に求めることでした．治療的介入を直接おこなうのはB子の母親ですが，父親の理解が得られないまま治療を進めることは極めて困難だからです．幸いなことにB子の父親は，B子に不足しているさまざまな能力を，自宅での反復トレーニングを通して修得させるという基本方針を受け入れ，「事なかれ主義」を廃する必要があることについても了承してくれました．

　この期間は治療の導入期であったことに加えて，高校に復学するか，大検（現在の高卒認定試験）を受けるかという進路の問題が存在していたこともあり，母親とB子の間でトラブルが生じやすい時期でしたが，父親は母親の相談役や愚痴の聞き役になってくれただけでなく，時には暴れるB子を母親と一緒になって取り押さえるなど，一貫して母親を支えてくれました．とりわけ本人が受診しない

場合，父親がこのような役割を取れるかどうかは，時に治療の成否を左右するほどの影響を与えることになります。

またこの時期は，B子がその後学校（それが高校になるか大検予備校になるかは，まだ治療開始時点では決まっていませんでした）にきちんと通えるようにするための準備をおこなう訓練期間でもありました。］

【第3回】
この数日は荒れていません。寝てばかりで誰にも会おうとしないし，電話にも出ません。高校に戻るか，大検を受けるかでだいぶ悩んでいたけど，先生（筆者）に言われた通り，「両方ともプラスマイナスがあるよ」と指摘した上で，4つの場合に分けて姉が双方のプラスマイナスを検討していったら落ち着きました。それからB子は高校に戻ると言い始めたんです。（少しずつ起きるよう声かけをし，家事をするよう促すこと。B子と関わる時，とりわけ注意する時などには「豊かな語り口（第3章を参照）」で関わるように）。

【第4回】
相変わらず調子はよくないです。お金がもったいないと言って，ラジカセのコンセントを抜いたり，暖房を入れずに寒い中をパジャマ1枚でいたりする。機嫌の悪い時に「やめなさい」と注意すると暴れるので，声はとてもかけにくいです。でも先生の指導だからと言うと，ときどきは起きて家事をすることもあります。（B子が反応しなくても，一方的に働きかけることが重要。諦めないで継続的に関わること）。

【第5回】
前より眠れるようにはなって来ているが，やっぱり乱れやすいですね。夜中に児童書を読み始めたら止まらなくなったといって，翌日昼過ぎまで寝ていました。（「やりすぎ」「やらなさすぎ」は両方とも治療によくない，という形で注意しておくこと［第6章を参照］）。

先生から指摘されたように，B子は突発的な出来事が苦手です（第2章を参照）。一緒に出かける直前に私が急に用事を思いついて「ちょっと待ってて」などと言うと，「全部用事を済ませてから声かけてよ！」とすごい目つきで怒り出すんです。ペットボトルでも化粧品でも，手近にあった物を投げつけるし。（B子には「切り上げ」や「切り替え」の練習だと思って，予定の急な変更をさせられた時でも「はい」とだけ返事ができるように指導すること。「まあ，いいか」という感覚を早く身につけられるようになることが望ましい［第6章を参照］）。

【第7回】

このところ，うつがひどいと言ってお風呂にも入りませんし，あたり散らすことも多いです。（年末年始は調子が悪くなることが多いので注意。誕生日の前後も調子を乱すことが多いから，今後はこうしたことをＢ子にあらかじめ指摘しておき，心構えをさせておくと良い［第9章を参照］）。

この前薬をもらっているお医者さまのところをＢ子が初めて受診。その時に「高校には戻らなくてもいいかも」「人生の目標を持て」とアドバイスされて，かえって混乱してしまったようです。（「人生の目標」というよりも，とりあえず目の前の生活をきちんとできるようになることが大切。高校を続けたいという気持ちが少しでもあるなら，留年したとしても卒業しておく値打ちはある）。

受診の後は大荒れで，目覚まし時計を投げつけて，ドアに穴をあけました。手首を切ったり頭を壁に打ち付けたりして，抑えるのも夫に手伝ってもらうくらい大変でした。ただし頭を打ち付ける回数は少し減りました。それをＢ子に指摘したら「本当？」と言ってびっくりしてました。自分では気づいてないみたい。

【第8回】

前から気になっていたんですけど，Ｂ子は私が読んでいるものについて，「えーっ，そんなもの読んでるの？」と露骨に馬鹿にする。「私は他人にすごく気を遣っている」「気を遣いすぎて疲れる」と言うくせに，家では不思議なくらい無遠慮で気を遣いません。それを指摘していいのでしょうか。（かまわないし，積極的に指摘すべき。「自分の好きな時に，自分の好きな相手に対して，自分の好きなように気を遣う」というのはどうせ大して役には立たない。「気を遣いたくない時に，気を遣いたくない相手に対して，相手の望むような形で気を遣う」ことができるように訓練すること［第6章を参照］）。

【第9回】

昼間は横になっていることが多いです。「どうせ私は寝てるだけだから大丈夫。お母さんに会社を休んでもらうのも悪いから，会社に行って」と言うくせに，私が出かけると画鋲で手の甲を刺してみたり，壁を殴ったりしているんです。Ｂ子はわかっているように見えて，意外なくらいいろいろなことがわかってない。（少なくとも「1人でいると自分を傷つけてしまうような状態は，普通は〈1人でも大丈夫〉とは言わないよ」という指摘はしておくべき。これからもＢ子が変わった言葉の使い方をしていると母親が思ったら，必ずそれを指摘していくように［第3章を参照］）。

［筆者はこの頃から，そろそろＢ子はずっと寝ていなくて良いから，母親が積極的に起こしていくように指示しました。一旦起きても再び寝てしまうかもしれ

ないが，とりあえず起こすだけは起こすように。また起きたら顔を洗って着替えるようにＢ子に声をかけていくことも忘れないように指導しました]。

【第10回】
先生（筆者）に言われて起こしはじめたけれど「翌朝お母さんに起こされると思うと，前の晩に眠れなくなるから，起こされたくない」とＢ子が言っている。起こすとものすごく不機嫌になるけど，起こし続けていいのでしょうか。（まったくかまわない。足蹴りをしてきたり，暴力的になって来たら一旦は逃げた方が無難だが，翌日もまったく同じように声をかけ続けることが大切。Ｂ子に対しては，今は「自発的に起きること」よりも「起こされた時にそれに応じてすぐに動けること」の方が重要であると伝えておくように。「する」より「させられる」の方がずっと大事［第6章，第10章を参照]）。

【第12回】
最近は朝の8時には起きて，顔を洗って服を着替えることまではするようになってきました。そのせいかこの頃は頓服の薬も飲まずに済んでいます。（起きられるようになってきたのなら，そろそろＢ子に家事をするよう積極的に促して良い。〈自分のしたいことをやっているのを，他人によって切り上げさせられること〉，〈自分からしたくはないことを，自分がやりたくないタイミングで他人からさせられること〉の2つを実践させること［第6章を参照]）。

d．学校に通い始める（第14回～第26回：治療開始より約1年まで）

［Ｂ子は復学することを選び，高校に再び通い始めました。復学後はＢ子のストレスが増加し，自宅でのトラブルが増える可能性が高いことについて，筆者は事前に母親に説明しておきました。また久しぶりに学校に行くのは恐いので，ついＢ子は自分を「元気な子」として売り込みたくなるかもしれないが，それは絶対に避けた方が良いこと，静かに戻った方が良いことを強調しておきました（第10章を参照）。さらにＢ子にとって最も難しいのは他のクラスメイトと休み時間を一緒に過ごすことなので，授業の始まる直前に母親がＢ子を教室のドアの前まで連れて行き，授業を受けたら即座に一緒に帰れるよう，母親にそこで待機してもらうように指示しました]。

【第14回】
今週から学校が始まりました。学校が終わった午後3時頃に，私が毎日車で学校に連れていくだけ連れていきました。初日の月曜は，それだけでも帰宅してから荒れ

て手首を切りましたね。木曜まではクラスに入ることもできずに校内をうろうろしてました。他の生徒が来るとおびえて顔を伏せる感じです。（怖くても顔を上げて，姿勢を正して歩く訓練をすること）。金曜日は初めて放課後にクラスに入って自分の席を確認しました。（朝は必ず学校に間に合う時間に一旦起こして，着替えさせ，朝食も摂らせて，教科書もそろえさせること。再び寝てしまうとしても，それから寝るように）。

【第15回】
　先週から国語の授業に出席しています。最後の5限目だけですけど，死にそうな顔で教室から出てきた。翌日はやっぱり出席できなくて，久しぶりにうなり声を上げながら壁を殴り続けて壁が血まみれ。もとに戻ってしまったかと心配しましたけど，電話で先生（筆者）から「決して悪いペースではない」と言われて安心したのか，今週の月曜日はまた5限目だけ出られました。（学校にきちんと行けるようにするためにも，自宅では「好きなことを思い切りやる」の正反対の方向で訓練していくことが大切。家事でもB子が料理をしたがるなら，B子の好きでないみじん切りをさせたり，料理ではなくゴミ捨てなどをさせるように［第6章を参照］）。

【第16回】
　出席しようと思っていた英語の授業に出られなかった日は，私にさんざん絡んだあげくに壁を殴り付けたり手首を切ったりして荒れました。（どんなふうに絡んだ？）。お風呂から出た後で，「靴下が片一方しかない」と言って騒ぎ始めたんです。私も一応は謝ったけど，それから怒鳴りはじめたんです。怒り始めると，いくら私が謝っても止まらない感じですね。（たとえどのようなことであれ，お母さんが延々と謝るのはやめた方が良い。むしろお母さんがサラッと1回謝ってくれたらすぐ切り替えられるように，いつまでも嗜癖的にそのことにこだわり続けないように，B子が努力することが重要）。
　B子から先生への質問ですけど，学校の夏の講習に参加しても良いものでしょうか。（出席すること自体を目的として参加するなら意味はある。参加するかどうかを決める前に，参加した場合のプラスマイナス，参加しない場合のプラスマイナスを1つ1つ取り上げて検討しておくように）。

【第18回】
　薬のお医者さまのところに行った後で，自室で大荒れして手首を切りました。理由を尋ねたら「〈今週も2回授業に出ました〉と言ったら，お医者さまが〈あまり進歩してないな〉という表情で私を見た」と言うんです。私も診察に同席していたけ

ど，そんな感じはしなかったのに。（この場合に限らず，たとえ極めて些細なことでも，B子が気になったこと，よくわからなかったこと，心配になったことについては，今後は自分で判断しないで，その場ですぐにお母さんに報告するよう指導すること）。

　［母親の指示に対してB子が前ほど拒否的でなくなってきたのに伴い，筆者は少しずつ訓練の難易度を上げていくよう母親に指導しました。とりわけ重視されたのは，家事という仕事を通して「人の気持ちや考えをなぞる能力（第6章を参照）」を身につけさせるための訓練でした。この介入がB子に引き起こす苦痛や怒りを勘案しながら，母親は粘り強くトレーニングを繰り返していきました。］

【第20回】
　家事をやらせる時に，キュウリを切る時でもB子は焦って早く切りたがるところがありますね。先生に言われたとおり，B子の望むスピードではなく，私がちょうど良いと思ったスピードに直させるという練習をしています（第6章を参照）。でもまだまだかなり口を挟まれるのは嫌がりますね。ときどき怒って部屋に戻ってしまうことがあります。そういう時は追いかけていって注意した方が良いのでしょうか？（トラブルのもとだし，わざわざ追いかけるには及ばない。ただし去って行くB子に対して「治療のためにやった方が良いのになあ」といった言葉はかけてやった方が良い）。

【第22回】
　夏期講習は結局申し込んで，5日間ずっと出席することができました。90分授業だったし，まさか続けられるとは思いませんでした。最後の日には私は教室の前ではなくて，駐車場の車の中で待っていたんですけど，B子は1人でそこまで戻って来られました。それで自信をつけたのか，2学期からは2～3時間連続で授業に出てみたいと言い出しています。でも休み時間が入ると，クラスの他の子と話さなければならないのが心配みたいですね。他の子はみんな1つ年下だし，話せる話題も少ないから。（B子が「話すこと」よりも「聴くこと」の練習をすることのほうがはるかに重要。母親の話をなぞるように聴き取り，それに沿って合いの手が入れられるように自宅で訓練すること［第6章を参照］）。

【第24回】
　昨日と一昨日は母親ではなく，姉に学校まで迎えに行ってもらいました。私と違って車じゃないから，久しぶりに電車に乗ることになったし，近所の人に会う可能性もあったんですけど，やらせてみたらできました。

　今週は4限と5限の授業を続けて出られました。人と話さなければいけないので，休み時間の10分が辛いみたいですけど。（B子の話し方はどんな風？）。聞きやすく

はないですね。なんか余分な部分がくっついている感じがするんです。聞いている方はそこまで要求してないのに。(お母さんが聞いていてちょうど良いと感じられるような形で喋るよう，Ｂ子が喋る言葉に対して細かく添削指導していくこと[第６章を参照])。

【第25回】
　先週の木曜は初めて午前の授業に出ました。何とか出られましたけど，「クラスの子の目が気になる」と言うんです。特に声をかけてもらえなかったりすると，どんどん緊張が強まるみたいですね。そうすると家に帰ってきた時の表情もよくないし，荒れやすいです。(Ｂ子自身は挨拶や声かけはしている？)。あまりしてません。挨拶されるのは好きだけど，するのは嫌という感じ。クラスに入っていく時も，わざわざ人のいるところを避けて下を向いて歩いて行くんです。(それは直した方が良い。目立たないつもりで行動することで，かえってＢ子は目立っていると思うから。恐くても顔を上げて，普通の経路をゆっくりと通って着席すること。他の子と目が合ってしまったら，「おはよう」「こんにちは」などと声をかけられるよう，自宅で練習すること)。

e．出席時間を増やす(第27回〜第38回：治療開始より約１年５カ月まで)

　[この期間は同級生たちが少しずつ受験モードへと入っていく期間であり，またＢ子のもとの同級生たちが卒業していく期間でもありました。そのためＢ子が自宅で不穏になったり，自傷行為をおこなったりすることは少なくありませんでしたが，他方で出席できる授業の時間数は少しずつ増えていきました。また「学び／学ばれる関係(第６章を参照)」に耐えられる能力を身につけるための訓練を繰り返していくうちに，Ｂ子が「外部から来たもの(それが食べ物であれ母親の言葉であれ)」を受け入れる能力は向上していきました。それと平行してＢ子の母親に対する依存の仕方は「依存的支配あるいは支配的依存」から「素直で可愛らしい依存」へと変化していきました(第５章を参照)。]

【第27回】
　最近「波が来た」と言って荒れることが多いですね。お手伝いはしないわけじゃないけど，怒りっぽいし，喧嘩を売ってくることも多いです。(きっかけになりそうなことは？)。たぶん今年も修学旅行に行けなかったことが大きいと思います。(修学旅行だけでなく，もとの同級生がそろそろ卒業し，今の同級生たちが受験モードに入りつつあることも影響していると思った方が良い。「置いていかれる」という焦りは強いかもしれないが，こんな時期だからこそＢ子は目の前のやるべきことに集中する

食事は相変わらず家族と一緒には摂れません。私と2人きりの時でも駄目ですね。（お母さんがほんの少しで良いから，何かの折にB子の口の中に食べ物を放り込んで，ゴックンをさせるように）。

【第28回】
明後日から模試も始まりますし，相変わらずイライラしているし辛そうです。（食べ物を放り込まれるのも嫌かも）。そうですね。なかなか飲み込んではくれません。逃げてしまったり，怒り出したり。B子が自分の部屋に逃げ込んでしまったら，追いかけていって食べさせた方が良いんですか？（追いかける必要はない。ただ本人がどれほど怒ったとしても，チャンスをうかがって毎日少なくとも1回は勧めることが重要。本人が「食べないのを諦める」まで粘り強く続けること）。

今日は風邪を引いて学校を休みました。ちゃんと熱だってあるのに「自分で理由をつけてサボった気がする」と言って，また手首を切ってしまいました。（熱はどれくらい？）。37.8℃あります。（それで何でもないということはない。自己流で勝手に判断や評価をするのではなく，他人による判断や評価を受け入れるよう指導すること）。

【第31回】
このごろ私と一緒にお風呂に入りたがるし，ソックスも私にはかせてもらいたがるけど，それで良いんでしょうか。（「いい年をして」と思うかもしれないが，こういう病気ではよくあること。むしろ依存してくる患者の方が治りは良い傾向がある。他のことでもお母さんの言うことを聞いていて，素直に可愛らしく依存してきている感じであれば応じてかまわない。逆に他のことでは言うことを聞かぬくせに依存だけしてくる場合には，説教した上で冷たくしてやった方が良い［第5章を参照］）。

この頃は私がB子の口の中に食事の切れ端を放り込むのを，それほど拒まなくなってきました。放り込むタイミングも，先生に言われているように，わざと毎日ずらしてランダムにあげるようにしています。

【第35回】
まわりに人がいると絶対に食べようとしなかったのが，この頃変わってきました。私からの手渡しなら，まわりに人がいても平気で食べるようになってきました。父親からミカンを手渡されて，そのまま食べたのは2年ぶりです。夕食は相変わらず部屋で1人で食べてますけど。

学校に出かける前も少しゆとりが出てきた。前は一言も口をきかなかったけど，

自分から「今日は寒いねえ」とか「梅が咲いたね」とか私に声をかけてくるようになりました。

【第36回】
このところイライラして私にあたり散らすことが多いです。(そろそろ同学年だった子が卒業してしまう時期であることが関係しているのではないか)。そうですね。「卒業式には行けそうもない」と言ってますから，だいぶ気にしていると思います。

【第38回】
3年には上がれないことを5日前にB子に告げました。その日は大泣きしましたけど，その後は暴れなかったし，イライラもしませんでした。落ち着いた後で「実は前から進級できないんじゃないかと思って心配していた」と言うんです。それからはすごく落ち着いています。
　先生（筆者）にも「どうしてこんなに冷静なのか教えて欲しい」「不思議なくらい落ち着いている」と伝えてくれと言ってました。(B子は少しずつでも進歩していることは明らか。希望の持てないような状態ではないからだと思う)。

f．3回目の高校2年生（第39回〜第53回：治療開始より約2年まで）

［B子にとって3回目の高校2年が始まりました。毎日数時間は必ず授業に出席することになり，以前よりもB子は忙しくなりましたが，自宅でのトレーニングは以前よりも難易度を上げた形で継続されました。B子は自分の何気ない表情，仕草，ふるまい，たたずまいなどが「普通になった（第3章を参照）」という指摘を，周囲の人たちから受けるようになりますが，それに伴いB子の感情や行動に関するさまざまな問題は大幅に減少していきました。］

【第39回】
3回目の高校2年生が始まりました。「私は身体が弱いので，休むことがあるかもしれませんけど，よろしくお願いします」と自己紹介したようですけど，とても辛かったようで，帰宅してから「もう駄目」「行きたくない」と泣いていました。ついに昨日は「もう嫌だ」「どうでも良い」「死にたい」と言って家から出て行こうとしたんです。私と父親が2人がかりで必死に止めましたけど，すごく暴れたのでドアのノブが壊れてしまいました。それでもその日のうちに「ごめんなさい」と言って落ち着いたから，立ち直るのは早くなったと思います。

【第41回】

学校は毎日3時間ずつきちんと通っています。朝も学校の駐車場まで送っていくと，そこからは1人で行くんです。ホームルームも毎日必ず出席しています。1人で帰宅できる時も出てきました。クラスにも結構溶け込めている感じで，バス旅行に行く時も，B子は参加しないんだけれど，友人が席を決めておいてくれたと言って喜んでいました。(クラスにB子が居るのが当たり前になってきているということ)。

最近は学校に行っているのでB子は前より疲れると思うんですけど，これまでのように家事とかどんどん頼んでしまって良いのでしょうか。(量的には以前ほどさせられないかもしれないが，積極的にやらせるよう心がけた方が良い。難易度も以前より上げていって良い。以前は指摘できなかったB子の**変わった**仕草やふるまいについても，より積極的に指摘していくように［第3章を参照］)。

［筆者の指導を受けて，母親はB子に対して以前よりも踏み込んだ注意をするようになりました。それはたとえば「椅子に座る時にグニャグニャしない」「ちゃんと人に聞こえる声で話す」「新聞は丁寧にたたむ」「髪の毛のハネはドライヤーで直す」「炒め物をする時に，挽肉を鍋の周囲に飛び散らさない」「掃除をする時は，掃除機をあちこちにぶつけないように移動させる」といったものです。最初の頃とは異なり，母親からこうした指摘を受けてもB子は怒り出すことはほとんどありませんでした。］

【第46回】
数学の夏期講習に出られたのは良かったけど，帰って来た時の様子がイライラしていておかしかったんです。「何かあったんじゃないの？」と聞いても，最初のうちは「何でもない」ばかりで何も言わなくて。何回も繰り返し聞いていくうちに，B子の事情を知らない先生に当てられて，うまく答えられなかったことがわかりました。(事情を知らない先生だと，どれほどB子ができないかの見当もつかないから，B子は相当に辛かったと思う)。それを言ってやったんです。「大丈夫なはずないでしょう」「だいぶショックだったはずだよ」と指摘してやったら，ようやくボロボロ泣き出した。「お母さん，私って自分じゃ辛かったことに気づけないんだよ」と言ってました。(それは本当だと思う。「**普通の傷つき方**」ができるように指導してあげることが大切［第3章を参照］)。

【第53回】
担任との個人面談があって，たぶん3年には上がれそうだと言われました。最近

のB子は,ふと「**普通の表情**」をしていることがあります。以前はもっと険があったり,ボーッとしていたりして,場の雰囲気にそぐわない表情をしていることが多かったんですけど。だから一緒にいてもこちらが楽ですね。何人かの先生からも「良くなった」「表情が違う」と言ってもらえたようです。口から入る食事の量もずいぶん増えました。朝食は普通の人の半分くらい。日曜には昼食も,他の家族のいる前で何口かは食べられるようになって来ています。

g．1日中授業に出られるようになる（第54回〜第64回：治療開始より約2年半まで）

［少しずつ自信をつけたB子は,この頃から丸一日授業に出席できるようになりました。またそれまで授業にまともに出席できていなかったこと,勉強していて詰まると食事が摂れなくなってしまうことから,家での勉強についてはごく軽い復習程度にとどめていましたが,この頃から少しずつ取り組んでいくことになりました。それは「やりたい勉強を思い切りやる」という形ではなく,「〈学び／学ばれる関係〉に耐えられる能力」「人の気持ちや考えをなぞる能力」のトレーニングを,家事を通してだけでなく今度は勉強を通しておこなうという形でなされました（第6章を参照）。こうしたトレーニングを繰り返しおこなうことを通して,B子の感情の不安定さ,衝動性,対人関係上の問題,認知症状といったBPDに特徴的な症状は次第に認められなくなっていきました。］

【第54回】

今週の月曜日から,昼休みを挟んで午後の授業に初めて出るようにしてみました。昼食は摂れないから,クラスメイトに「ご飯食べないの？」と聞かれたようですけど,それ以上は追求しないでそのまま受け入れてくれみたいです。「昼休みって仲良しになれる時間なんだねえ」とつくづく言ってました。

【第56回】

期末テストが終わりました。相変わらずまともな点数は取れないんですけど,すべてのテストを受けた上でホームルームにも出席できました。期末テストの少し前頃から丸一日授業に出られる日が出てきたんです。「学校に行くのが楽になってきた」と言ったのにはびっくりしましたね。この前は体育の授業で2人組を作る必要があったんですけど,相手がすぐに見つかったと喜びました。前はそういうのが一番苦手だったんです。

土日の昼食はほとんど普通に食べられるようになりました。自分で食べるのは夕

食だけですけど。朝食も私が必ず何かは口に入れています。最近は口の中に食べ物を放り込まれても，嫌な顔をしなくなってきました。

【第61回】
　この1週間はほとんど授業に出ていて，2時間だけしか休んでいません。やっとまともに授業に出られるようになって来たので，この頃は勉強も少しずつするようになっています。するのはいいけど，英語だけ延々とやるとか，どうしても勉強する科目が偏りがちですね。これは前からですけど，勉強が乗ってくると止まらなくなってしまうみたい。（家事と同じように，お母さんが見ていて切り上げと切り替えの訓練をしてやること。家事のさせ方と同じように，勉強のさせ方が治療そのもの，というつもりで関わってもらいたい）。

【第63回】
　昨日は久々に暴れました。もっとたくさん勉強したいのに，私から別の教科の勉強に切り替えるよう言われたのが嫌だったみたいです。「せっかく乗ってきたところだったのに」「お母さんは私の邪魔ばかりする」と大声を出したり，壁を叩いたりして15分くらい騒ぎました。でも私が「邪魔されるのはお薬と同じなんだよ。頑張って続けようね」と言ってやったら，気を取り直して別の勉強に取りかかることができました。

【第64回】
　この前騒いでから後は，勉強についても「英語だけやる」とかB子が決めるのではなくて，「何をしようか」と私に尋ねてくるようになりました。私から「数学ね」と切り替えの指示されても嫌がりません。そして「ここまでにしよう」と私に言われたら，きちんと切り上げられるようになって来ました。

h．高校3年に進級（第65回〜第70回：治療開始から約2年9カ月まで）

　[B子は高校3年に進級します。BPDに特徴的とされる症状は，この頃までにほぼ認められなくなっていました。しかしこれはB子が他の生徒たちと同じ土俵で競争するのに充分な，社会的能力を身につけたという意味ではありません。単にBPDの症状がほぼ消失したというにとどまらず，神経性無食欲症の症状が消失し，B子が他の人と互角にやり合っていけるだけの社会的能力を身につけるに至るまでには，この後さらに約2年を要することになりました。]

【第65回】
　新学期が始まったけど，担任の先生も替わるし，前のクラスの子はほとんどいな

いし，B子にとってはとてもショックだったようです。初日は母親が送る車の中で一泣きしたけど，躊躇（ちゅうちょ）なくドアを開けて出て行きました。

【第68回】
　休まず学校に行っています。いちおう授業にはすべて出ていますけど，前にやった分の知識が抜けているので，思ったほど成績は上がりません。（普通の子と同じ土俵で勝負しなければならないので大変だと思う）。去年の担任の先生からは「やっと授業に全部出られるようになったばかりなんだから，焦っちゃ駄目」と言っていただいたようです。
　英語がまるで駄目なので，しばらく前から学校の英語の先生に毎日個人指導を受けに行っています。前ならB子の一番苦手なタイプの厳しい先生なので，最初のうちは恐がっていたんですけど，意外なくらい喰らいついていってます。その先生は半端な理解じゃ許してくれない代わりに，喰いついていけばどこまでも教えてくれるんです。（たぶんその先生はB子にとって大切な人になるから，何が何でも喰らいついていくように）。
　最近は本当にクラスに溶け込んでいるみたい。他の子から対人関係のことで相談を受けることがあると言ってました。これまでのことを考えると，なんか可笑（おか）しくて。

【第69回】
　今日からテストです。昨日は問題集をやりきれなかったのに，私が「もうこれくらいにして寝ましょう」と言ったら「はい」と言ってすっと切り上げました。前はそんなことできる子じゃなかったからびっくりしました。
　平日は毎日1〜2時間，休日は3〜4時間は必ず勉強してます。あと先生に勧められたこともあって，英語の先生のところへは1週間に3〜4回は質問に行ってます。英語の先生が呆れるくらい粘って，「今日は10回も尋ねたもん！」と言って自慢してました。質問しに行く時に足が震えなくなってきたと言ってました。（B子が「**人からものを教わる辛さ**」に耐えられるようになってきているという意味で極めて重要）。
　あとこの頃声が大きくなってきました。ビクビクしたところがどんどん減ってきています。（相手との距離に応じて，相手に聞こえるだけの**普通**の大きさの声を出すことができるようになってきたということ［第3章を参照］）。

【第70回】サイレースを2 mgから1 mgへと減量
　期末試験が終わった後から食事の量がまた減ってきているので心配です。思うように成績が上がらないのが辛いみたいですね。焦らないように言っているんですけ

ど。(これから受験のストレスが増えていくので大変だとは思う)。

i．拒食の増悪（第71回〜第75回：治療開始より約2年11カ月まで）

［心配された通り，B子の拒食傾向は期末試験の後から再び増悪していきました。夏休みを通してほとんど食事を摂れない日が続き，50キロを超えていた体重も40キロを切るところまで減少してしまいます。筆者はまず体重が35キロを切ったら入院させざるを得ないこと，そうなれば受験どころか卒業もできなくなる可能性があること，受験よりも高校卒業という資格を取ることの方が重要であることを，母親を通して伝えてもらいました。

次にB子に求められているのは「意思の力で食べること」ではなく，「自分の好きなように食べたり食べなかったりするのを諦めること」であるのを強調しました。その上で「食べる」ことではなく「口を開けること」「噛むこと」「飲むこと」に意識を集中させるようB子に勧めました。このようなトレーニングをするのはB子にとって楽ではありませんでしたが，母親だけでなく父親も辛抱強く促していくことで，辛くも入院するのを免れることができました。］

j．高校を卒業する（第76回〜第91回：治療開始より約3年半まで）

［高3の2学期が始まりました。受験のプレッシャーはB子にとって大変なものでしたが，B子の食事量はむしろ少しずつ増えていき，自力で食べられることも多くなっていきました。不穏になる頻度や持続時間も，むしろ大幅に減っていく傾向がみられました。勉強の遅れを取り戻すのは容易ではありませんでしたが，B子は受験の直前まで諦めることなく淡々と必要な勉強を続けることができました。］

【第76回】

2学期は校内模試からスタートしました。辛くて仕方がないという感じだけど，登校はしています。食事は少しずつ量が増えていっているところ。でも自分から食事に手を出すことはなくて，すべて私が食べさせています。（受験の追い込み期に入った今でも，B子にとって最大の目標は卒業であり，他の子とは立場が違うことを，繰り返し指摘して枠組みを作ること。他の子との立場の違いを受け入れるのは辛いが，他の子と同じ立場であるかのように振る舞うと，B子はよけい辛くなってしまうことを繰り返し教えるように）。

【第77回】

中間テストが始まる少し前から調子が上がってきました。しばらく1日3時間くらいしか授業に出られない日が続いたけど，また全部の授業に出られるようになりました。テストの勉強もちゃんと集中してやりますね。特定の科目ばかりやるのではなくて，私が「やめましょう」と言えばすぐにやめられます。勉強しても点数は取れないことが多いけど，「テストが受けられただけでも良しとしましょう」と私が言うと，グズグズしないでスッと受け入れます。

【第80回】
先週の土曜日の朝，いつものように私がB子の口に放り込んでいたら，**しみじみと**「もう降参だ」「ギブアップだ」「逃げられない」と言いだして，ちゃんと全部食べました。（つまりこれまでB子はギブアップしていなかったということ）。そういうことになりますね。それ以来休みの日には，私と一緒ではあるけれど，3食とも自分で食べられるようになってきています。平日は自分からは食べませんけど，私が食べるように促せば，普通の量を食べるようになりました。

【第82回】
昼休みに勉強の面倒を見てもらっている英語の先生に「卒業までにB子と一緒にお昼が食べられると良いなあ」と言われたみたいです。それで昨日はリンゴを2つ「先生と一緒に食べられたら食べなさい」と言って持たせてやった。そしたら一緒に食べられたと言ってました。

先週まで卒業考査がありました。その時に1回だけ荒れたけど，以前のように私が馬乗りになって抑えなければならないという感じではなかったですね。B子の手を掴んで「今はとにかく我慢しましょうね」と言ったら早めに収まったという感じです。ずいぶん荒れる時のスケールは小さくなりました。

【第85回】
食事は自宅であればもう完全に食べられるようになりました。私が口に運ばなくてもすべて自分で食べています。あと最後の授業のあった日に，英語の先生のところで初めてお昼が一緒に食べられたと言って喜んでました。その時に「このセンター入試で私の人生は変わるんです」と言ったら，英語の先生が「お前の人生はもう変わっとる」と言ってくれた。自分は良くなってきているんだなあ，と改めて感じて嬉しかったみたいです。

【第86回】
センター試験のできが良くなかったし，これから入試が始まるのでイライラしてますね。先週の火曜日には1年ぶりに手首を切りました。今まで先生から「手首自傷

は普通にできた傷と同じように丁寧にやさしく手当てしてあげるように」と言われてきたけど，今回は思いっ切り引っぱたきました。正直言って少しは通じるかな，という気持ちもあった。（確かにB子は叱ることが意味を持つ――叱られるのを通して学ぶことができる――ようなレベルに達しているという印象はある。お母さんの対応が悪いとは思わない）。B子は引っぱたかれて泣いてました。でもその後は落ち着いていて，悪いことは何も起こりませんでした。

　翌々日の木曜日に英語の先生のところに出かけて行った時に，無言でスーッと手首を差し出したら，パコンと頭を叩かれたと言ってました。母親から引っぱたかれたという話をしたら，「当たり前だ」と言われたみたい。それから本当に落ち着きました。英語の先生には「前は手首を切るとスキッとしてたんだけど，今はあまりすっきりしない」と話したようです。

　［「腕を切ってもあまりすっきりしなくなった」という言葉を裏付けるように，この事件があって以降，ストレス下にあってもB子が自分の身体を傷つけることは二度とありませんでした。］

k．予備校に通う（第92回〜第115回：治療開始より約4年半まで）

　［残念ながら入試に合格することはできませんでしたが，B子は無事高校を卒業しました。予備校に通い始めの頃は盛んに辛さを訴えていたB子でしたが，実際には1日も授業を休むことはありませんでした。一時的に減った食事量が戻ったのを受けて，リスパダールは4mgから2mgへ減量しています。］

【第109回】

　このごろ勉強の仕方が本当に変わってきました。私が「始めなさい」と言うとすぐ始めるし，勉強が乗っていても「止めなさい」「次の科目に取りかかりなさい」と言われるとピタッとやめる。少し恐いくらい切り替えが早くなってきた。今までこんな子じゃなかったからびっくりです。（それは「〈学び／学ばれる関係〉に耐えられる能力（第6章を参照）」がかなり身についてきたということ。もうB子は大学に入ってから，あるいは就職してから大きく困ることはないと思う）。

　だから高校の英語の先生のところへ久しぶりに伺った時に，他の教科の先生も職員室にいらしたんですけど，B子がそれに気づかなくて挨拶しなかったんです。そのことで英語の先生から注意されたんですけど，「次はミスらないようにすればいいんだ」とすぐに切り替えられたようです。今までならすごくショックを受けて，いつまでもくよくよしていたと思います。

【第111回】
　センター試験は失敗したみたいで，第1志望の大学は難しそうです。模試ではずいぶん良い点を取れることもあったので，今年は少し期待していたんですけど。でも私の方が落胆しているくらいで，意外なくらいＢ子は淡々と生活しています。食事もきちんと摂ってますし，イライラしないし物にもあたりません。それどころか「これからの試験をできる限り頑張ろうとしか思わないんだよ」と私に言ったりするくらい。ずいぶん強くなったと思います。

Ｉ．大学入学後（第116回～第138回：治療開始より約5年4カ月まで）

　［Ｂ子は自宅から少し遠いところにある私大に合格しました。大学に通い始めるにあたって，筆者は母親を通して「友人を作るのを急がないように」「〈明るくて面白い子〉として自分を売り込まないように」「少なくとも最初の1カ月は周囲の様子を静かにうかがう期間に当てるように」という指導をＢ子におこなっています（第10章を参照）。Ｂ子はゆっくりと友人を作り，大学時代を通して対人関係で悩むことはほとんどありませんでした。また大学に入学してから1年弱の間に神経性無食欲症の症状は完全に消失し，それ以降はストレス下でも拒食傾向が再発することはありませんでした。］

【第116回】（パキシルは20mgから10mgへ，デパケンＲを300mgから200mgへ減量）
　友人との関わりについては，先生に言われた通り，よく様子を見ているところ。近寄ってくる子もいるみたいだけど，あまりペースが合わないと思えば距離を置いているみたい。基本的にはそんなに群れずに行動しているようです。

【第117回】
　最近Ｂ子は物に対する執着がなくなってきました。買い物に行っても必ず何か買わなければならない，という感じではなくなってきたんです。気に入った物がなければあっさりと「今日はやめておくわ」と言って帰る，という感じ。すごく大人っぽくなってきた気がします。
　あと私の意見をサッと平気で取り入れて，まったく嫌な顔をしないし後腐れもない。「自分でもびっくりする」とＢ子が自分で言うくらい。とにかくＢ子に対してものが言いやすくなりました。アドバイスもしやすい。（重要な治療目標の1つだった「〈学び／学ばれる関係〉に耐えられる能力（第6章を参照）」が本格的に身についてきたということだと思う）。

【第122回】
　友人とは少しずつ距離を縮めているところ。本の趣味が合う子とメールのやりとりをしたりしてます。「ワーッと親しくなるんじゃなくて，慎重に親しくなろうと思う」「この子たちとは今のところ仲良くなれそうだけど，もう少し様子を見る」と自分から言ったりする。（それはとても良い姿勢だと思う）。

【第124回】（パキシルを10mgから5mgへと減量）
　大学での対人関係はとても良い感じで親しくなってきていて，仲の良い子と夏休みに2人で会おうという約束までした。ただ一緒に食事はしない，という約束で会うと言っていたので，「それじゃあ楽しみが半減だね」「お友達はきっとB子と食べるのを楽しみにしていると思うよ」と私が言ったら，嫌な顔はしたけど「じゃあ食べてみる」と思い直した。「お母さんって嫌なことばかり言うんだから」とB子が言うので，「そうだね」と答えておきました。（それで良い）。

【第128回】（デパケンRを200mgから100mgへと減量）
　今日になってB子が急に「お弁当を作ってもらおうかなあ」と言いだした。「昼ご飯を食べないと，友達と一緒に青春ができないんだよね」というのが理由だと言っていました。突然なので戸惑ったけど，OKしました。（いや，治療経過からするとそれほど突然でもないと思う）。

【第129回】
　先週から毎日お弁当を持って行くようになりました。当たり前のように全部食べて帰ってくるんです。病気になって以来，学校で友達と食べるのは5〜6年ぶりです。家での昼食も普通に食べる。「かえってお昼を食べた方が食欲が湧くねえ」とか言っている。夕食もどんどん食べて，食事が終わってから「ミカンも食べて良い？」とか聞いてくる。なんだか不思議な感じがするくらいです。
　ただこの頃やたら「疲れる」「眠い」と言う。午前中は眠気が残るというんです。椅子に座っているだけでもしんどいみたい。（ひょっとすると症状が改善してきたせいで，薬が効きすぎているのかもしれない。試しにリスパダールを2mgから1mgへと減らしてみると良いと思う）。

【第130回】（パキシルを完全に抜く）
　薬を減らしてみたら眠気がなくなってきたみたい。B子も「身体が楽だ」と言っていますね。それだけじゃなく，何となくB子は「戻ってきた」気がします。（「戻ってきた」というよりは「変わった」んだと思う。これまで時間をかけて「身についた癖を直す」という作業をしてきたのだから）。

食事に対するこだわりはすごく減りました。3食以外は食べようとしなかったのに，最近は夕食を作りながらＢ子に味見をしてもらったり，自分からスーパーの試供品を食べてみたりする。少し前なら絶対にしなかったことができるようになってきました。食事のことでＢ子に気を遣うことはほとんどなくなりましたね。肉じゃがも大皿から自分で取り分けて，普通の量を食べるようになりました。少なく取ろうというところがなくなってきたので，私が注意しなくて済むんです。

あとこの頃は刺激的なニュースでも見ていられるようになってきました。先生に指導されたこともあって，Ｂ子も意識的に遠ざかっていたんですけど，子どもが親を殺したとかいう残酷な話でも「どうしてかねえ」とか言いながら淡々と見ています。

【第133回】（デパケンＲを完全に抜く）

最近は気分の波もないし，イライラすることもないですね。1人だけでも学食でお昼が食べられるようになってきている。知らない人の中でも平気で食べられるようになったと言っていました。

この前祖父の家に家族で出かけました。Ｂ子が普通に食べているのを見て，祖父がびっくりして「ああ，Ｂ子が食べてくれた」と言って大喜び。Ｂ子はきょとんとしている。「お爺ちゃんはしつこい」と言うので，私が「それくらい前は心配されていたんだよ」と説明すると，「そうだったの？」という調子でした。自分が以前どれほどひどかったかを忘れているみたいです。

【第138回】

デパケンを抜いた後も具合は良いですし，よく眠れるようです。この頃はよく「お腹が空く」と言うんです。「食べ物がおいしいと感じるなんて，何年ぶりだろう」と自分でしみじみと言う。私が仕事に出る時に「適当に食べておいてね」と言っておくと，本当に適当なものを適当な量だけ食べてある。夕食のサラダも大皿に盛っておいて「適当に取ってごらん」とＢ子に指示すると，本当に適切な量をよそる。友人と会うのも，会うこと自体よりおいしいものが食べられるというのが目的になって来ています。

［Ｂ子の治療はこの後も何年か続きました。その間にＢ子は大学を卒業し，就職して社会人として活躍するようになりました。就職活動はかなり厳しいものでしたが，Ｂ子の感情が不安定になったり，拒食傾向が再発したりすることはありませんでした。就職後に先輩や上司との間で「学び／学ばれる関係（第6章を参照）」を作り上げることができているかどうかを2年間観察し，薬物はすべて抜いた上で治療は終結としています。］

V　BPDと診断されなくなった後になされるべき治療的介入とは何か

　BPDの臨床をおこなう場合，残念ながら必ずしも本人が定期的に通院することを期待できるとは限りません。幸いなことにB子の治療経過は，たとえそのような場合でさえ，家族を媒介とした治療的介入をおこなうことにより，良好な治療的成果を得るのは十分に可能であることを示しています。

　またこのケースは，BPDに特徴的とされるような*症状がほぼ消失した後に，さらに*どのような治療的介入がなされるべきかを示しています。衝動的行動や感情不安定性がほとんどみられなくなった後，すなわち*もはやBPDとは診断されなくなった後*でも，第6章で説明したようなトレーニングを継続することにより，B子の社会的能力は*さらに引き続き*改善されていきました。

　本書の第1章や第4章でも論じたように，BPDの治療において最も重要なのは，いわゆる「BPDに特徴的とされる症状」に対処することではありません。なぜならこれらの症状は，もともと10年ほど経過を観察する間には，大半の患者から消失してしまうような性質のものだからです[35]。BPDにおいて真に深刻なのは社会的機能の不全であり，それはBPDの症状が盛んにみられる間から治療的介入が開始され，その介入はBPDの症状がほぼ消失した後にも一定期間継続される必要があるのです。

　本書の中で筆者が提示したような治療方法――「〈学び／学ばれる関係〉に耐えられる能力」「〈人の気持ちや考えをなぞる〉能力」を身につけるための反復トレーニング――が目指しているのは，このような社会的能力を患者に身につけさせることにほかなりません。

　さらにこのケースは電話という，通常は心理療法をおこなう上で制約が多いとみなされているメディアが，筆者がおこなうようなタイプの治療（家族の全面的な協力のもとにおこなわれる反復トレーニング）をおこなっていく場合にはむしろ大いに役立つことを示しています。なぜなら筆者の治療法の眼目は，「本人は見せているつもりはないが，家族を含む周囲の人々にはあからさまに見えているもの（反応傾向［癖］）」を，家族という他人の目を通して観察してもらった上で修正していくというプロセスだからです（第5章，第10章を参照）。

第9章

自傷，自殺企図，暴力への対応

「人の世（世間）」に参加できないために起こる
さまざまな症状

　これまで述べてきたように，BPD 患者には「〈学び／学ばれる関係〉に耐えられる能力」や「人の気持ちや考えをなぞる能力」といった，「人の世（世間）」に参加していく上で不可欠の能力が大きく不足しています（第6章を参照）。そのためこうした患者が社会生活に参加しようとすると，知らず知らずのうちに周囲の人々との間でさまざまな軋轢が生じることになりがちです。当然ながらそうした軋轢は患者に大きな苦痛を与えることになるでしょう。

　そのような苦痛に対処するために，BPD 患者は主として以下の2つの手段を講じることになります。1つは苦痛を感じるのを避けるために，「人の世（世間）」に入ること自体を諦め，「引きこもり」をするという究極の「解決法」をとることです。「人の世（世間）」との接触を断つことで，問題行動の頻度が――少なくとも短期的には――減少する患者がいるのは事実ですが，もちろんこのような「解決法」が，患者に長期的な利益をもたらすことはありません。

　もう1つの「解決法」は，自分の感じた苦痛を何らかの手段で一時的に「和らげる」「忘れる」，あるいは苦痛が生じた理由を「他人（主に家族）に転嫁する」ことです。自傷行為や自殺企図，さらに家族に対して暴力をふるうといった「解決法」がその代表と言って良いでしょう。これは効果が一時的であるという点では「引きこもり」戦略と似通った点もありますが，家族を巻き込む場合が大半であり，しばしば家族に対して大きな苦痛を与えるという意味で，より深刻な症状であると言えます。

　本章では自傷行為，自殺企図，そして家族に対する暴力の3つを取り上げ，それらに対して治療者や家族がどのように対応していくのが適切であるのかについて論じたいと思います。そしてそれが基本的には「引きこもり」をしてい

る患者に対する場合と同じ方針——彼らが「人の世（世間）」に出て辛い思いをしなくて済むだけの，さまざまな社会的能力を身につけさせること——に基づいたものであることを明らかにします。

Ⅰ　自傷行為や自殺企図に対する対応

　ここまで本書を読まれてきた方の中には，自傷行為や自殺企図といったBPDを特徴付けるとされてきた症状に対して，家族や治療者がどのように対応していくかについて筆者が特に論じてこなかったのをいぶかしく思う方もいることでしょう。その理由は比較的簡単で，第1章でも述べたようにBPDの症状で真に問題なのは社会的機能の不全の方であって，これまでに本書の中で説明してきたような治療をきちんとおこない，対人関係能力を含めた社会的能力が改善されるなら，自傷行為や自殺企図はおのずと減っていくものだからです。したがって筆者はBPDの治療をおこなっていく上で，これまでこうした症状に対する対応に頭を悩ませたという記憶がほとんどありません。

　これは筆者が家族面接を治療の中核に据え，家族の全面的な協力のもとに治療を進めていくという方針をとっていることが大きいのでしょう。「家族を共同治療者として位置づける」というのは筆者の治療の基本的指針の1つですが，そのありがたさが最も実感できる状況の1つとして，このような症状に対応する場合を挙げることができるかもしれません。

　なぜなら家族が面接に同席しているということは，こうした症状についても患者－家族－治療者の間で情報が共有されているということですから，必要な対応を比較的迅速におこないやすいからです。ここでは自傷行為から自殺念慮，さらに自殺企図に至るまでの対応の仕方について，簡単に説明することにしましょう。

1．自傷行為への対応

　まずは自傷行為に対する対応についてお話しましょう。第2章でも詳しく説明したように，BPD患者が切傷をおこなう重要な目的の1つは，マイナスの感情を短期的にやわらげることです。したがってこうした行動をなくすために

は，患者に対して以下のような説明をしていくことが適切でしょう。

まず自傷行為は短期的には小さな利益が得られる（マイナスの感情の緩和）が，長期的には身体に永続的な傷跡が残るなどの大きな不利益に結びつきかねないこと。逆に本書の中で紹介されているような治療のプロセスには苦痛やストレスが必ず伴う（小さな短期的不利益）が，長期的には治癒という大きな利益が得られることです。またマイナスの感情を長期的に和らげるためには，どのみち対人関係にまつわるさまざまな社会的能力が実際に向上するのが不可欠であることについての説明も必要でしょう。

筆者は自傷を繰り返してきた患者に対して，よく「今のことだけでなく，治ってしまった後のことも考えてごらん」と言うことがあります。実際 BPD から回復してしまった後で水着が着られないはまだ良いとしても，夏でも半袖の服が着られない，半袖の制服を着るような仕事ができない，結婚相手にどう説明しようか，といったことで悩む患者は決して少なくありません。

このように長期的な不利益からできる限り離れるよう心がけること，そしてたとえどれほど苦痛（短期的不利益）が伴うとしても，治療を通して病からの回復という長期的利益を得る方向へと進むよう患者を促していくことが，BPD を治療していく上で極めて重要でしょう。

2．自殺念慮と自殺企図への対応

自殺念慮と自殺企図に対する対応については一緒に取り扱うことにしましょう。第2章で詳しく説明したように，自殺既遂はこの疾患の経過の後期において，有効な治療を受けることができないまま歳を重ね，BPD から回復することができなかった患者に生じる傾向があります。

ここから逆算していくなら，遅くとも 30 代の半ば頃までに BPD から回復しているなら——少なくとも「このペースで改善していくなら，自分にもきちんとした社会生活が営める」と患者が信じられるような改善の道筋を治療者が示せているなら——大半の患者は自殺しなくて済むということでしょう（誤解のないように申し添えておくなら，これはあくまでも自殺予防の話をしているのであって，30 代半ば以降の患者に対して治療をおこなうことができない，あるいは回復しないということではありません）。

そのためには治療者や家族が「きちんと治療すれば治るよ」という言葉かけをしていくことも重要ではありますが，それ以上に重要なのは「このようなプロセスをたどっていくなら，確かに社会生活や対人関係を営むことができるに違いない」という希望を，患者が持てる程度に具体的な治療プロセスやトレーニングの内容について，治療者が治療の初期段階からきちんと説明していくことです。

第6章でも詳しく説明をしたように，「〈学び／学ばれる関係〉に耐えられる能力を身につけるためのトレーニング」「人の気持ちや考えをなぞる能力を身につけるためのトレーニング」は，単にBPDを治療する上で不可欠の能力を向上させるというだけでなく，会社（共同体）の中で継続的に他人と共同作業（仕事）をしていく上で不可欠の能力を向上させることにも直結しています（もちろん良い友人やパートナーと出会い，その人と持続的に良い関係を営む能力とも直結していますが）。

大半のBPD患者は「自分は自立できないのではないか」という恐れを強く抱いていますから，社会生活を営み自立することに直結するような能力を明示し，それを身につけるために必要なトレーニングをするよう促していくのは，自殺念慮や自殺企図を減らし，病状を長期にわたり安定させていく上で大いに役立つことになるでしょう。

また実践的な面について言うなら，治療に関して家族の全面的な協力が得られている場合，自殺企図を防止する上で現実的な対策が取りやすいという大きな利点があります。たとえば過量服薬をおこなった場合には，速やかに家族に薬剤の管理を依頼し，薬は金庫などの鍵のかかる場所に置くよう心がけてもらうこと。親が仕事に出ていることが多い場合には，出がけに本人に1日分の薬を手渡し，患者には薬莢を捨てないで取っておくよう指示した上で，家族が帰宅した時に飲んだ錠数をチェックすること。

あるいはマンションなどのベランダに面した掃き出し窓を，一定限度以上開かないように工事をすること。さらに包丁などの刃物を隠すことなど，状況に応じて家族の助けやアイディアを借りることができるのは，家族を共同治療者とすることの大きなメリットでしょう。さらにこのような介入には「どうしても大切な家族を失いたくない」という，家族の側の決意表明としての重要な意

義も併せ持っています。

　もちろん患者がどうしても死にたいなら，絶対に家族の目の届かぬところまで出向いて自殺を試みることも可能ではあります。しかし「適切な治療を受ければ治るのだし，社会生活もできるようになるのだから，死ぬ必要はないでしょう？」「治療していくのはあなたにとって決して楽ではないし，治るのにはある程度の時間はかかるけれど，試してみる値打ちはあるんじゃないの？」「あなたが治療のための努力（トレーニング）を真面目にやっていくなら，1年目よりも2年目，2年目よりも3年目というように，あなたや家族の人にとって**目に見えるような形で**改善していくと思うよ」といった言葉かけを治療者がおこなうなら，「毎日死ぬことばかり考えている」という患者を治療へと誘うのは，想像するほど難しいことではありません。

　通常の場合，本書の中でこれまで紹介してきたようなトレーニングを患者が実践していくにつれて，BPDに特徴的とされる衝動的行動は**自然に何となく**消失していくものであるという印象を，筆者は抱いています。

Ⅱ　暴力に対する対応

1. 7つの原則

　BPD患者が家族に対して**日常的に**暴力をふるっている場合の対応についても，簡単に説明しておくことにしましょう。ここで問題にしている暴力とは，必ずしも家族に対する身体的暴力や家族から金銭を脅し取るといった行為に限らず，家族に対する言葉の暴力，恫喝，無視，自尊心を踏みにじる行為などの心理的虐待も含まれます。

　筆者は患者の暴力に対して，家族が以下のような7つの原則に基づいて対応していくことが，家族の危険を減らし，患者の暴力を比較的迅速に収めていく上で有効であると考えます。

1. 暴力行動を収めるための一番確実な方法は，患者が「人の世（世間）」に出て辛い思いをしなくて済むだけの，さまざまな社会的能力（「〈学び／学ばれる関係〉

に耐えられる能力」や「人の気持ちや考えをなぞる能力」）を身につけさせることである。
2. 患者が暴力をふるう前後の状況や出来事——これは患者自身が気付いていることも気付いていないことも含む——について詳細に情報を収集しておくことは，その後の患者の暴力行動を予測したり防止したりする上で役立つ。
3. 「なぜ暴力をふるったか」という理由の詮索は，患者の暴力を実際に収める上ではほとんど役に立たないことに注意。
4. 患者の暴力を収める上で実際に役立つのは，「たとえ腹を立てる相応の理由があったとしても」暴力をふるわないで済むような，反応傾向（癖）を身につけることである（「反応傾向（癖）」については第4章を参照）。
5. 患者に「暴力をふるうのを止めよう」と思わせるよう説得するというよりも，患者の暴力行動の頻度が減り，非暴力的な行動の頻度が増えるよう，家族が介入方法を工夫していくという視点が重要。
6. 患者の暴力をめぐる応酬はどうしても過激なものになりがちだが，そのような家族の応対は，患者の「過激好み」に合わせる結果となってしまっていることに注意。患者を興奮させるのではなく，しらけさせるような応対をすることが望ましい。
7. 患者に対して「暴力をふるってはいけない」という声かけを，繰り返し一方的に——すなわち患者が納得したり，実際に行動が修正されたりするかどうかとは基本的には無関係に——おこなっていくことは極めて重要。

2．社会的能力を身につければ暴力は収まる

　まず項目1から補足説明をしていきましょう。無理ならぬことではありますが，こうした患者に暴力行動がみられる場合，どうしても家族は「患者が暴力をふるってきた時にどう対応するか」ということにばかり目が行きがちです。しかしそれは実は決して効率の良い方法とはいえません。
　むしろ患者の暴力を収めるための最も確実な早道は，本書の第6章に詳しく説明したような治療的介入を通して，家族に暴力をふるわなくても済むだけの社会的能力を，なるべく早く患者に身につけさせることです。言うまでもないことですが，BPD 患者は何も暴力がふるいたくてふるっているわけではあり

ません。ただこうした患者には「人の世（世間）[第6章を参照]」に入るために必要とされる能力が充分に身についておらず，それを身につけるための手段も道筋も皆目見当がつかないために，とりあえず家族に暴力でもふるっているほかはないという面があるのです。

　逆に言うなら今の状態から抜け出す道筋が示され，これ以上社会的に辛い思いをしなくて済むようになれるのなら，こうした患者は何も家族に暴力などふるう必要はないわけです（もちろん第5章でも述べたように，患者が「病気の辛さ」から抜け出すためには，「治療の辛さ」に耐えなければならないという別の難題が控えているのですが）。

3．暴力をふるう前後の状況について情報収集し，暴力の理由は詮索しない

　次に項目2および項目3について説明しておくことにします。第2章でも述べたように，暴力をふるう前後の状況や出来事の中でもとりわけ重要なのは対人関係にまつわるような，一見したところ些細とも見えるさまざまな出来事です。こうした出来事について検討をおこなっていく際に厄介なのは，通常であれば最も重視して良いはずの「どのような理由で暴れたか」に関して患者自身がおこなう説明が，しばしば的外れなものになってしまう傾向があることです。

　これは第3章でも述べたように，こうした患者の「心の内面を示す言葉の意味のプロトタイプ（典型例）」把握が，しばしば常識的なものから外れていることに由来しています。そのために患者は，前後の状況や患者自身のふるまいに相応しいような心の内面を持つこと——たとえば「普通の傷つき方」をすること——がしばしばできません（もちろん「変わった傷付き方」ならできるわけですが）。

　したがって「なぜ暴力をふるったか」という理由について，患者からひとわたり聴き取ることも必要ではありますが，患者の暴力行動を実際に予測したり防止したりする上でそれ以上に重要なのは，暴力をふるう前後の状況や出来事について，患者や家族から詳細に情報を集めた上で，「どのような刺激に対してどのような反応が起こったか」という視点から検討していくことです。

　たとえば高校時代の同級生たちと久しぶりに会った後に，あるいは年賀状や挨拶状を通して近況報告を受けた後——これは直後のこともありますが，半日

から1日ほど経ってからの方が多いようです——に，患者がイライラして家族に暴力をふるい出すのはよくあることですが，その理由として「コンプレックスが刺激されたから」という，しごく普通の要因を挙げる患者は稀です。

その代わりに患者が好んで挙げるのは「母親が返事をしなかったから」「母親がしつこく声をかけてきたから」，場合によっては「（患者が小さかった頃に）母親が幼稚園の送迎バスの停留所まで出迎えに来るのが遅れたから」といった，まともに考えるなら激しい暴力をふるう理由としてはいささか変わった要因です。

しかし大学中退後何年も引きこもっていたような患者が，高校時代の友人たちの進学や留学，就職や昇進，結婚や出産といった，いわば「自分が置いてけぼりを食らっているような」話題について，ストレスを感じることなく心穏やかに話を聞いていられると考えることには，常識的に考えて無理があるでしょう。

こうした要因の与えるマイナスの影響について，患者自身はしばしば「大したことはない」「わかっているから傷つかない」などと述べるのですが，大半の場合こうした患者は自分で思っているほど強くはありませんし，世間一般の人々とさほど異なる認知の仕方をしているわけでもありません（むしろこうした患者の認知の仕方は，世間一般の人以上に——あるいは言葉を習い覚える以前の小さな子どものように——素直なものと言っても良いくらいです。変わっているのはその「感じ方」を示すような言葉の意味の身につけ方のほうです［第3章を参照］）。

第3章でも述べたように家族や治療者が「凡人」として語り，「患者のコンプレックスが刺激された」という前後の状況と，暴力行動という患者の徴候から，これは典型的な「普通の傷つき方」をしたのであり，変わっているのは暴力的な反応傾向（癖）の部分だけであると繰り返し教えることには，長期的には大きな意義があるのです。

もちろん当面のところ患者がそれを受け入れることはまずないでしょうが，このようなプロセスを通して彼らの「心の内面を示す言葉の意味のプロトタイプ（典型例）」が常識的なものへと再設定されていくなら，それは患者の変わった反応傾向（癖）を修正していく上で大いに役立つことになるでしょう。

4. 新しい反応傾向（癖）を身につけ，暴力行動を減らす介入方法を工夫する

暴力行動という変わった反応傾向（癖）を修正する

　項目4と項目5についても一緒に取り上げることにしましょう。ある程度の刺激が加わった時に暴力をふるってしまうという変わった反応傾向（癖）が患者にあるとするなら，問題はそれをどのように修正するかということになります。この場合に注意しなければならないのは，このような変わった反応傾向（癖）が残存している状態でおこなわれる，患者との「話し合い」はおおむね徒労に終わるということです。たとえ1つの事件について何らかの合意に達したとしても，少々異なった刺激が生じれば患者は変わった怒り方をするでしょうから。すなわち患者との間で「話し合い」が成立するというのは，あくまでも治療の到達目標であって，前提条件ではないことに注意する必要があります。

　筆者は無用のトラブルをなるべく減らすという意味でも，患者の暴力行動がなんとなく減り，非暴力的行動がなんとなく増えていかざるを得ないように，家族が介入方法を工夫していくのが最善であると考えます。

罵り言葉・器物破損

　最初に家族への暴言に対する対応から説明することにしましょう。まずポイントとなるのは，発言の内容よりも発言の形式――すなわち患者の言い方がどれくらい礼節を保っているか，逆に言うならどれくらい口汚く罵っているか――です。

　たとえどのような理由があるにせよ，口汚い罵り言葉を用いてなされる家族への攻撃に対して，家族は耳を傾けるべきではありません。「人に対して無礼な言い方をしてはいけない」という注意を与えるのと同時に，患者のもとからなるべく早く立ち去るべきです。口汚い言い方をすると，患者の周囲から誰もいなくなってしまうという状況を作り出すことができれば理想的です。

　逆に口汚い言い方でなければ，家族が患者の話に耳を傾けるよう心がけることも大切でしょう。ただしその場合でも「家族にとって無理のない範囲で」という枠組みを保つことが重要であり，5時間でも6時間でも患者の話したいことを話したいだけ話させるというやり方が，治療上好ましくないのは言うまでもありません。また第5章でも説明したように，家族の側でも過激な言い方，

極端な言い方を普段からしないよう心がけることは，以上のような介入を首尾よくおこなうためにも不可欠です。

皿を床に叩きつける，携帯を投げて壊す，窓ガラスを割る，ドアや壁に穴を開けるといった器物への暴力は，できる限り家族が後始末を肩代わりしないよう注意しなければなりません。その上で本人にきちんと後始末をするよう迫るのです。もちろん患者がそれに応じるとは限りませんが，「本人が後始末をする・べ・き・なのにしていない」という枠組みを作り上げること自体が重要なのです。

また，もし患者が後始末をするようにという指示に従うことができたなら，家族はその部分に関して・だ・け・は，はっきりと褒めておく必要があります。暴力をふるった結果なのだから，自分で後始末するくらい当たり前だ，という感覚が家族の側にあると，つい褒め損なってしまうことになりがちですが，たとえどれほどささやかな行動であったとしても，これから伸ばしたい行動に関してはしっかりとプラスの評価を与えておく必要があります。

また家族に買ってもらった自分の携帯をわざと壊した場合などに，家族がすぐに代わりの携帯を買い与えるのも好ましくありません。患者が・充・分・に・不・自・由・な・思・い・を・す・る程度の期間，あるいは患者の暴力行動が充分に収まるまでの期間，「お代わり」は買い与えない方が良いでしょう。比較的短期間のうちに携帯を繰り返し壊している患者を稀ならず見かけることがありますが，これは家族が「お代わり」を繰り返し買い与えることで，患者の暴力行動が維持あるいは増強された結果である可能性があります。

また壊した物を直す，あるいは買い直すにはお金がかかりますから，「これ以上ものを壊したら弁償してもらうよ」と事前に警告しても収まらない場合には，躊躇することなくその費用を患者に請求するべきです。もちろん本人は無収入の場合が多いでしょうから，小遣いから差し引いていくのです（定期的に小遣いを与えていない場合には，患者が欲しがるものを買い与える頻度を減らします）。当然ながらある程度器物を破壊したところで本人の小遣いはゼロということになるでしょう。

小遣いを差し引くルールについて事前に取り決めておく

さきに述べたように小遣いを差し引く場合には，必ず事前に患者にその旨を告げておくこと，できればルールとして明示しておくことが望ましいでしょう。

小遣いを差し引くのは，本当は患者が暴力行動をした直後が望ましいのですが，日常的に暴力をふるっているような患者から小遣いを没収することなど，実際にはまず不可能に近いからです。

　暴力行動があったなら必ず小遣いを差し引かれるのを家族間で——家族に内緒で患者に小遣いを与える可能性がある親族がいる場合には，その親族に対しても——周知徹底することで，実際に減額されるのは暴力がふるわれた時点よりもしばらく後であったとしても，患者の暴力行動を効果的に減らしやすくなるのです。

　このような介入をおこなっても暴力が収まらない場合には，小遣いを与える間隔を「1カ月に1度」から「1週間に1度」「数日に1度」「日払い」へと次第に狭めていくと良いでしょう。当然その期間に患者が暴力をふるったなら，与えられるはずだった小遣いは減額されることになります。暴力をふるってから小遣いが減額されるまでの時間を短縮することにより，患者の暴力行動をより効果的に減らすことが可能になるのです。

　小遣いを減らしていく際には，できるだけ淡々と事務的に金額だけが減っていくといった風情が好ましく，それ以上に家族が怒ったり叱責したりするにはおよびません。患者が襲いかかってくるというなら別ですが，できれば「豊かな語り口（第3章を参照）」を基本としたいものです。また事前に何度か警告さえしてあるなら，患者は大きく反発はしにくいものです。

　また，もしこの介入に反応して患者が激しい身体的暴力を家族にふるい始めるなら，以下で述べる身体的暴力への対応へと移行することが望ましく，いったん減額した小遣いの額は絶対に戻すべきではありません。たとえどのような理由をつけたにせよ，「家族に暴力をふるったらお金が手に入った」という事実に変わりはなく，それは後の暴力行動を強化することにつながる可能性が高いからです。

身体的暴力に対処する基本的な枠組み

　家族に対する身体的暴力については，以下のような対応をするよう勧めています。まずは本人以外の家族に「理由はどうあれ，家族に対して暴力をふるってはいけない」という共通認識が形成されている必要があります。たとえば母親が患者から日常的に暴力をふるわれているにもかかわらず，「あれは2人の

間のトラブルだから」と言って不干渉を決め込む父親は珍しくありませんが，このような状況は早急に改善されねばなりません。

　このような場合には「お母さんに暴力をふるってはいけない」という諭しが，父親を含めた他の家族から繰り返しなされることが，治療的介入の第1歩ということになります。もちろん患者がそれに従うことはまずありませんが，「暴力をやめる・べ・き・なのにやめていない」という枠組みを作り上げること自体が重要なのです。このような全体的枠組みを作り上げた上で，患者の身体的暴力に対して以下のようなさまざまな方法を用いて介入していくことになります。

　まず最初に考えて良いのは，暴力行動を引き起こす引き金となる可能性がある要因をできる限り取り除くことです。さきに挙げた「引きこもっている患者が昔の同級生と会う」という例でいえば，同級生と会うこと自体は楽しいとしても，会うことにはリスクもまた伴うのをあらかじめ指摘しておくことが極めて重要です。具体的には「友人の近況を聞かされるのは，コンプレックスが刺激されるから，あなたが思っているよりもずいぶん辛いよ」「あなたの事情を知らない子がいたとしたら，悪気がなくても〈今何してる？〉と聞かれるかもしれないよ」といった内容について，最初は治療者から，慣れてくれば次第に家族からも事前に指摘しておくのです。

　患者が出席した場合に，どのような形でショックを受ける可能性があるかについて，このようにあらかじめ指摘しておくことには，以下のような2つのメリットがあります。1つは予測されるストレスに耐えるのが難しそうであれば，「今回は出席するのを止めておこう」という形で患者がリスクを回避できること。もう1つはたとえ出席するとしても，そのようなリスクをある程度覚悟した上で臨むことができるため，患者の苦手な「不意打ち状況」が生じるリスクを大幅に減らせることです。このような介入を事前にしておくことで，患者がどちらを選択するとしても，後に暴力行動が生じる可能性を大きく減らすことが可能になるでしょう。

激しい暴力が出たら家族は家を離れる

　次に実践して良いのは，患者に対して「暴力をふるう限り一緒にはいられない」と告げるか，書き置きをするかした上で，家族がホテルなどに一時的に身を隠すことです。緊急で書き置きする暇もなく家を出た場合には，メールで同

趣旨の内容を後から患者に送るのでもかまいません。これは「暴力をふるわない」という望ましい行動を，患者から引き出すためになされる介入ですから，家族は長期間自宅を離れるにはおよびません。むしろ1泊したらとりあえず自宅に戻ってみて，患者の行動が変わるかどうかを観察した方が良いのです。

　もちろん家族が自宅に戻ったとたんに，患者が再び暴力をふるおうとするようなら，即座に踵を返してもう1泊します。第7章で説明したA子のように，家族に対する依存傾向が強い患者の場合には，これを何回か繰り返すことで——場合によっては1回だけでも——暴力傾向が収まる場合が少なくありません。もちろん暴力さえふるわなければ，**家族にとって無理のない範囲**で充分に患者の相手をしたり，世話をしたりしてかまわないわけです。「患者の暴力」と「家族の不在」が，「患者が暴力を止めること」と「家族が相手をしてやること」が，患者にとって明確に関連づけられるように介入していくことが重要です。

家を出たら，患者とのやりとりは必要最小限にする

　こうした介入をおこなう際に重要なのは，いったん家族が身を隠したなら，患者と携帯電話やメールを通してやりとり（会話）をするのは必要最小限にするということです。とりわけ問題になることが多いのは電話です。せっかく家を出たのに，患者の求めに応じて電話で長々と話し相手をしていたのでは，「家族と会うことも話すこともできなくなってしまう状況を作り出す」という，家族が家を出た本来の目的が失われてしまいます。電話に関しては一切出ないこととし，携帯の着信音もバイブレーションもオフにしておくことが望ましいでしょう。

　電話での会話に比べると，メールは使い方によっては有効に活用することが可能です。まず最初にしておくことが望ましいのは，家族が本当は患者と一緒に暮らしたいこと，しかし患者が暴力をふるうためにそれが適わないという趣旨の内容を，家族の側からメールしておくことです。

　それに対して患者からどのようなメールが，どれほど数多く——それは一晩に100通以上に及ぶこともあります——返答されてきたとしても，いちいち返答するにはおよびません。せっかく家から逃げ出したのですから，携帯の着信音に悩まされることがないように，携帯の着信音もバイブレーションもオフにして，まずはゆったりとくつろぐべきでしょう。

それから患者からのメールをときどき気の向いた時にチェックすることになるのですが，罵詈雑言のたぐいに関してはすべて無視してかまいません。無視するのがまずいのは，患者が自殺の脅しをしてきた場合と，「ごめんなさいメール」をしてきた場合だけです。これらに対してはそれぞれ以下のように応対していくことが望ましいでしょう。

まず患者が自殺するという脅しをしてきた場合ですが，「死ぬ必要はない」「小さなきっかけで暴力をふるってしまうのも病気の症状」「病気を治せば良い」「きちんと治療すれば治る」ということを伝えるのが重要です。逆にこうした内容をきちんと書いて送ってさえあれば，そうそうまめにメールする必要もありませんし，直接電話で患者と話をする必要もありません。

次に「ごめんなさいメール」を患者が送ってきた場合の対応ですが，まずは「家族に対して暴力を繰り返すのにはもう耐えられない」「もう暴力をふるわないと約束しない限り，家には戻れない」「もし家族が家に戻って再び患者が暴力をふるうようならすぐに出て行く」という内容を伝えます。もしこれらすべてを患者が了承したなら「明日戻る」という内容をメールして，その日のやりとりは終わりにします。

家への戻り方

翌日戻る時間について，患者にはっきりと告げておくにはおよびません。暴力をふるわれる可能性があると知った上で，自宅に戻るストレスは相当なものなのですから，家族が戻りやすい時間に，戻りやすい形で戻れば良いのです。自宅に戻る時には「ただいま」と普通に帰宅時の挨拶をしつつ，玄関から堂々と入るように心がけます。もし患者が礼儀正しい態度で家族に接してくるなら，必ず「いつもそういう風なら仲良く暮らせるんだよ」と褒めておくべきです。

もちろん家族が戻った後，最初のうちは大人しくしていても，しばらくするうちに患者が再び暴力をふるいはじめるのはよくあることですが，「暴力をやめるべきなのにやめていない」「約束を守るべきなのに守っていない」という枠組みを作り上げること自体が重要なのです。このような応対を繰り返すうちに，患者の暴力は次第に収まっていくことになるでしょう。

家族が暴力で患者から日常的に金銭を脅し取られているといった悪質なケースでは，当然ながら金銭を渡さないようにするというのが，最初におこなうべ

き対応ということになるでしょう。これは単に家族が金銭を脅し取られているという事実が倫理的に問題だからというだけでなく，暴力行動そのものが家族から金銭を与えられることにより強化されている可能性が高いからです。この場合に重要なのは，いったん金銭を与えないと家族が決めたなら，それは必ず持続されねばならないということです。

家族がこの方針を貫くのは，かなりの困難を伴うことになるでしょう。なぜなら家族が反応の仕方をこのような形で変えると，行動分析の専門家には消去バースト（extinction burst）として知られているような現象が引き起こされるからです。これは患者の問題行動を強化しているような要因が消失した際に，その問題行動の頻度，持続時間，強度などが一時的に増大することです[57]。

したがってこのような介入をおこない，患者の暴力が激しくなったからといって，病状が悪化したわけではないことに注意しなければなりません。むしろ消去バーストがこのような形で生じるのは，始められた介入がもし継続されるならば有効である証と言っても良いのです。ただし家族が正面から「もうお金はあげられない」と患者に言うなら，以前にも増して激しい暴力がふるわれる可能性が極めて高いわけですから，この介入を実際におこなう場合には，さきに述べたような形で家族が一時的に身を隠すという形をとる場合が多いでしょう。

そのような状況がいつ起こっても良いように，小さなバッグなどに保険証，銀行のキャッシュカードなど必要最小限のものを入れておき，危険を感じたら患者に金銭を渡す代わりに，いつでもそれを掴んで着の身着のまま逃げ出すことができるような，「緊急脱出用セット」を家族が作っておき，いつも手元に置いておくと安心でしょう。

それでも暴力が収まらない場合

もしこれらの介入を試みても患者の暴力行動が充分に収まらない場合には，暴力行動がみられるたびに「お金」や「物」，「テレビや映画などを一緒に付き合って見てあげること」「買い物に連れて行ってあげること」，さらに「話し相手をしてあげること」といった，患者が好むものごとを与えるのを，目に見えるような形で減らしていきます。減らす量は患者が暴力行動をおこなう頻度と暴力の程度に応じて決めれば良いでしょう。

患者が家を暴力的に占拠して家族を締め出し，自宅に戻れない家族が長期間にわたり親族のもとに身を寄せたり，ウィークリーマンションを借りて暮らさざるを得なくなるといった極端に深刻なケースの場合には，以下のような対応をしなければならなくなる場合もあります。筆者はこのような対応をおこなうことを，一般的にお勧めするわけでは決してありませんが，家族がどれほど困っていたとしても，こうしたケースに対して警察がまともに取り合ってくれることはまずありませんから，参考までに説明しておくことにしましょう。

　まずそれまで金銭を与えていたのであれば，即座にすべて打ち切ります（こんな目に遭わされていながら，律儀に患者のもとに——しばしば高額の——小遣いを届けにいく家族が少なくないのです）。次にたまたま患者の気が変わった際に，家族が自宅に戻ることができた時を見計らって，自宅に置いてある食料やおやつを，米や缶詰まで含めてすべて廃棄するか，自宅以外のどこかに移動するのです。それからは毎日その日に家族全員が食べる分の食材（あるいは家族の人数分の弁当）だけを買って帰るようにし，余った食材や弁当は（どれほどもったいないと思っても）すべて捨てます。すなわち「家族が自宅にいる時に家族が与えてくれる食料」以外の食料がまったくない状態を常に維持するのです。

　もし患者が暴力を再びふるうなら，当然家族は避難せざるを得ませんが，それは同時に食料の唯一の補給ルートを，患者が自ら破壊してしまったということをも意味しているわけです。幸いなことにこうした患者は何らかの強い信念や主義主張に基づいて親に暴力をふるっているわけではありませんから，自分がひもじい思いをしてまで「徹底抗戦」をする理由はもともとありません。多くの場合には「自分のお腹が空くかもしれない」と感じた瞬間——通常はその日のうち——に「ごめんなさいメール」が家族のもとに届くことになるでしょう。

　このような場合，暴力をふるわないと患者が約束するなら，家族が家を出たその日のうちであっても自宅に戻ってかまいません。患者は家族のためというよりも自分自身のために，家族に暴力をふるうという選択肢を諦める可能性が高いでしょうから。ただし食材を再び自宅にストックすることができるのは，患者の暴力行動がほぼ完全に消失した後ということになるでしょう。

こうした介入は患者の暴力という問題行動を減らすためにおこなわれるものであり，単なる報復や嫌がらせとは違いますから，できることなら家族の口調や態度は「豊かな語り口（第3章を参照）」を基本としたいものです。むしろ「これが減らされるのは，患者にとって辛いだろう」と予想されるものごとを減らす場合には，意識的により優しい口調や態度で，ためらうことなく淡々と減らすのが良いでしょう。こうした対応を継続することにより，患者の暴力行動を，比較的安全な形で減らしていくことができるのです。

5．患者と激しいやりとりをしない：興奮させるのではなくしらけさせる

項目6とは以下のようなことです。興奮して暴力をふるってくるような患者に対して，家族が興奮することなく対応するのは，実際には難しい場合が多いかもしれません。それでも筆者は，家族と患者との間で激しい応酬がなされるのは——暴力に限らず言葉の応酬に関しても——できる限り少ない方が良いと思います。

これは単に暴力の応酬が傷害事件などの危険な結果をもたらす可能性があるとか，激しい言葉の応酬が互いを傷つけることにつながるからという理由ばかりでなく，家族がそのような応対をすることにより，場合によっては患者の暴力行動が強化されてしまう可能性があるためです。

本書の第2章でも説明したように，「刺激と興奮を追い求める」というのは衝動性の定義の一部です。その意味ではBPD患者にとって家族との間で激しい応酬がなされるのは，それ自体が患者の「過激好み」を満足させる結果となっていることに注意しなければなりません。したがって患者の暴力行動を収めるためには，刺激を増やすのではなく減らすような，興奮させるのではなくしらけさせるような応対をするよう心がける必要があります。

これまでに述べてきたように，患者から口汚く罵られたなら，家族は言い返すというよりもその場を立ち去るようにすること，すなわち「刺激の少ないコミュニケーション」以外は受け付けないように心がけることは極めて重要です。これはせっかく口汚く挑発した患者にとっては，とてもつまらない興ざめする応対ですが，その方が間違いなく患者の言葉の暴力は早く収まります。

身体的暴力についても同様の応対をしていくことが望ましいでしょう。家族

の側でよほど腕っ節に自信があり，患者が興奮する暇もないくらい瞬時に制圧できるというなら話は別かもしれませんが，そうでなければ患者の暴力に対して力で対抗するのは決して得策とは言えません。それに比べれば家族が速やかに身を隠すか，患者の暴力を「取り鎮める」ことの方が，はるかに適切な対応と言えるでしょう。

患者の暴力を「取り鎮める」とは，患者が暴力をふるった場合に，家族が共同で患者の手足を取り押さえ，患者の興奮がいちおう鎮まり「もうしません」と言うまで決して離さない，といった対応を意味しています。もちろん口でそう約束したからといって，即座に暴力が収まるとは限りませんが，患者が暴力に訴えるのを実際に諦めるまで同じ対応を繰り返すのです。

6．「暴力はふるうべきではない」という枠組みを作り上げる

項目7は具体的には以下のような対応を意味しています。すなわちこの介入をおこなっていく際に，家族は患者が暴力をふるっている時は言うに及ばず，暴力をふるっていない時にも「暴力をふるってはいけないよ」と繰り返し――怒るのではなく――諭していくのです。

もちろんこのように諭したからといって，患者の暴力が当面収まることはまずないでしょう。しかし長期的に見れば，家族がこのような関わりをするのを通して「暴力をふるうべきでないのに，ふるっている」という枠組みを，家の中で作り上げていくことには大きな意味があるのです。

とりわけ重要なのは「家の中で何をやっても良いわけではない」「患者が暴力をふるうのを認めているわけではない」ということを患者に対して示すことです。そんなこと当たり前じゃないかと思われる人も多いかもしれませんが，「暴力をふるうべきではない」という枠組みをきちんと作っておかないと，このような基本的レベルのことでさえ，家の中であやふやになってしまう場合が少なくないのです。このような基準が「折り目正しく」といった風情で明確にされていくのに伴い，患者が暴力行動を続けていくのはなんとなく難しくなっていくことでしょう。

第 10 章
治療に役立つ 5 つのポイント

　筆者がおこなう BPD 治療の眼目は，これまでの章の中で述べてきたことでほぼ尽きています。本章ではこれまでの章で論じきれなかった以下の 5 つの事項について，簡単に論じていくことにしましょう。まず精神療法の領域においてこれまで重視されてきた「共感」について取り上げ，BPD の治療では周囲の人々が患者に対して共感するのではなく，本人に共感さ・せ・る・のが重要であることを明らかにします。次に BPD の治療において不可欠になる反復トレーニングをおこなう上で，患者と家族の間に成り立つべき関係を「カツオ君－お父さん関係」と名付けて定式化します。第 3 に患者が新しい環境（共同体）に入る際にどのような点に注意すべきかについて簡単に論じます。第 4 に第 8 章でも詳しく説明したように，BPD の治療において電話診察の持つ意義と導入のコツについて説明します。最後に BPD の治療において「入院という環・境・」を有効に利用するための方法について論じておくことにしましょう。

I 「周囲の人々が共感す・る・」のではなく「本人に共感さ・せ・る・」こと

　第 6 章で詳しく説明したように BPD を治療していく場合，患者に「人の気持ちや考えをなぞる能力」を身につけさせるための訓練を欠かすことはできません。重要なのはこのような能力を高めるためのトレーニングをおこなうことを通して，患者が適・切・に共感をおこなう能力（相手の気持ちを適・切・に察する能力）もまた大きく向上することです。これは従来の BPD 治療において，治療者をはじめとした周囲の人々が，患者に対して共感することの重要性が強調さ

れてきたのとは，ちょうど正反対のアプローチと言って良いでしょう。

　口で言わなくても，患者の気持ちを察する（共感する）よう周囲の人々に要求するというのは，BPD患者によくみられる特徴の1つです。従来のBPDに対する治療アプローチは，患者のこのような要求に治療者が合わせることを通して発達してきたものと言って良いでしょう。確かに個人面接を用いた場合，とりあえずこのような方法でも用いない限り，病状の改善はおろか治療の継続すら覚束ないだろうと思います。その意味ではこれまでのBPD治療が共感を重視してきたことには，それなりの合理性があるのでしょう。

　しかしこのようなアプローチをとることには大きなリスクが伴うのを忘れてはなりません。それは治療者をはじめとした周囲の人々が，患者に対する共感能力を高めようと努力していけばいくほど，患者自身の他人に対する共感能力——少なくとも適切に共感をおこなう能力——は低下していく傾向があるということです。なぜなら共感する側の人物が，その能力に磨きをかければかけるほど，共感される側の人物がコミュニケーションをおこなうために必要とされる心的・知的コストを減らすことが，良くも悪くも可能になってしまうためです。

　このようなリスクが最も顕在化しやすいのは，患者と家族との関係においてでしょう。家族の側が，しばしば治療者の指導に基づいて患者に対して共感的に接するよう心がけ，その能力に磨きをかければかけるほど，患者の側の共感能力が低下していき，家族に対する暴行や暴言などの心ないふるまいが日常化するといった事例は枚挙にいとまがありません。

　BPD患者が共感能力——少なくとも適切に共感をおこなう能力——に乏しいという事実は以前からよく知られているわけですから[8]，むしろ患者に対して共感能力を伸ばすよう促し，そのための具体的な方法を指導した上でトレーニングをおこなう（本人に共感させる）というのが，患者の能力を高めていく上で最もまっとうな治療的アプローチであるはずでしょう。

　筆者のような治療アプローチがこれまでなされてこなかったのは，個人精神療法の枠組みの中でそれをおこなうのが，第5章で挙げたようなさまざまな理由から極めて難しいためです。しかしそれは個人精神療法の限界を示すものではあっても，BPDに対してそのような介入をおこなうことができないことを

意味しているわけではないことに注意する必要があります。

II 「カツオ君－お父さん関係」を作り上げること

　生活習慣をきちんとしたものに改めることから始まって，第3章で説明した「言葉の意味のプロトタイプ（典型例）」を標準的なものへと設定し直すこと，第6章で説明した「〈学び／学ばれる関係〉に耐えられる能力」を身につけるためのトレーニング，そして「人の気持ちや考えをなぞる能力」を身につけるためのトレーニングに至るまで，BPDを治療していく際には多くのことが患者に対して求められることになります。

　トレーニングと銘打つくらいですから，当然ながらこれらの能力が一朝一夕で身につくことはありません。したがってこのプロセスにおいてとりあえず重要なのは，患者が「指示された内容がすぐにできるようになること」ではなく，むしろ「**何回でも他人から注意してもらえる能力**」を身につけることであるのに注意する必要があるでしょう。筆者はこのような能力を患者や家族に対して説明する時に，よく「カツオ君とお父さんの関係」を目標にすると良いと説明することがあります。

　カツオ君とはもちろん長谷川町子原作の人気 TV アニメ『サザエさん』に登場する，主人公フグ田サザエの弟である磯野カツオ君のことです（原作とアニメ版ではキャラクター設定にかなり違いがあるようなので，キャラクターに関する以下の説明はあくまでもアニメ版『サザエさん』のものであることをお断りしておきます）。

　カツオ君は小学校5年生の腕白坊主です。いつもいたずらをしてはお父さんにお説教をされてばかりいます。「バカモン！」で始まる説教を何回されたか知れません。さしものカツオ君といえども，お父さんに説教される時だけは「はーい」と頭をうなだれて殊勝な態度で聞いています。けれどもカツオ君のいたずらは少しも減っている気配はありません。一見したところお父さんの説教はまったく功を奏していないように見えます。ではお父さんの説教は本当に無駄なのでしょうか。

　無駄ではない，というのが筆者の——そして間違いなくこのアニメを作った

人たちの——考えです。カツオ君はいずれ立派な大人になることでしょう。それはカツオ君が「お父さんの言いつけをきかない」ことは多々あったとしても，「お父さんの言った通りにする・べ・きなのに，していないから怒られている」という状況の枠組み自体についてはきちんと受け入れているためです。逆にお父さんの側でも，カツオ君が言いつけをちっとも守る気配がみられないことに呆れることはあっても，諦める気配はありません。ちゃんと何回でも繰り返して説教をしていくのです。

　BPDの治療をおこなっていく上では，このような関係を作り出していくこと自体が重要な治療プロセスの一部です。患者が朝きちんと起きられるよう親が促していくという状況を例にとって考えてみましょう。たとえば母親が患者を朝11時に起こそうとして声をかけたとしましょうか。もちろん患者は布団をかぶったまま返事などしません。30分後に母親はまた部屋の外から声をかけます。それも無視されます。さらに30分して今度は母親が患者の部屋に入り，ベッドの脇で三度目に声をかけたところで，患者はものも言わずに母親を足蹴りしようとします。

　そしてここからが重要なのですが，辛うじて患者の足蹴り攻撃を避けた母親は「足蹴りするほど元気なら，起きて着替えて顔を洗いなさい」「生活リズムを整えるのは治療にとって絶対に大事だってお医者さんも言ってたでしょう」と丁寧な口調（できれば「豊かな語り口（第3章を参照）」）で患者に説教をするのです。それを聞いて物が飛んできたり，母親に襲いかかってくるようであれば，さっさと逃げ出してかまいません。

　そしてここからがさらに重要なのですが，翌日も翌々日も母親——同じ対応をしてくれるなら父親でもかまいません——は懲りずにまったく同じことをするのです。いつまでやるのかと言えば「患者が・自・分・の・や・り・た・い・こ・と・を・や・り・た・い・だ・け・や・る・の・を・諦・め・る（やりたくなくてもやらなければならないことがあるのを受け入れる）」その日までということになるでしょう。親の側が諦めずに継続するなら，患者の側が・諦・め・るまでにかかる期間は最長でも3カ月程度であり，意外に長くはありません。

　そして患者の側が諦めるまでの期間とは，患者と親との間に少しずつ「カツオ君－お父さん関係」が成立していく期間でもあるのです。そしてこの関係に

おいて重要なのは「朝は起きる**べき**なのに，起きていないので説教されている」という枠組みが，患者と親との間に成り立っているかどうかであり，それに比べれば実際に起きられるかどうかは二義的な重要性しか持たないといっても良いくらいです（実際には上記のような枠組みが成り立つならば，患者はいずれ**なんとなく**朝起きるようになってしまうでしょうが）。

Ⅲ　新しい環境（共同体）への入り方

　新しい環境に入っていくのは誰にとってもさして楽なことではありませんが，BPD 患者にとってそれは特別な困難を伴うことに注意する必要があります。それはこうした患者が新しいことを始めたり，新しい環境（共同体）に入ったりする場合，最初は熱中しハイテンションで始めるものの，速やかに疲弊し抑うつ的になっていくというパターンがしばしば認められるためです。

　このパターンは，新たに患者の入っていく共同体が学校であるか会社か，復学するのか復職なのかなどに関わりなく，基本的には以下のような経過をたどって進行していくことになるでしょう。

1．新しい共同体に入るに際して，明るく元気な人として売り込む。
2．疲弊し落ち込む。
3．周囲の共同体メンバーから〈明るいのか暗いのか，元気なのか元気でないのかよくわからない**変わった人**〉と思われる。
4．**どう接して良いかわからず，付き合いにくい**ので周囲の共同体メンバーから敬遠されるようになる。
5．孤立する。
6．共同体から脱落する。
（7．別の共同体に入り，1に戻ってやり直し。）

　最後の項目7に括弧をつけたのは，これは「患者にまだ新しい共同体へ入る気力が残っていた場合」の話であり，実際には新しい共同体に入ること自体を諦めてしまう——引きこもってしまう——場合も多いからです。

ここで注意すべきなのは，患者と共同体メンバーとの間に明らかなトラブルが生じている場合はもちろんのこと，たとえ大したトラブルが生じていない場合でさえ，このようなパターンは充分に成立し得ることです。むしろさして患者に悪感情を抱くこともないままに，なんとなく付き合いにくさを感じた結果として患者を敬遠し，距離を取っていく共同体メンバーの方がはるかに多いでしょう。

　なぜならこうした患者は変わった行動パターンを示しているということはあるとしても，とりたてて「悪いこと」をしているわけではないからです。したがって患者が周囲の共同体メンバーから「悪い人」として非難されることはまずありません。しかしこうした患者は非難される代わりに「敬遠される」，場合によっては「あきれられる」という形で，共同体メンバーから遠ざけられることになります。自分が「悪いこと」をしているわけではない分だけよりいっそう，BPD患者が味わう苦痛はいや増すということになるでしょう。

　このような「やり過ぎ」と「やらなさ過ぎ」の繰り返しともいうべき悪循環からBPD患者が本当に抜け出すためには，もちろん第6章で述べたような「〈学び／学ばれる関係〉に耐えられる能力」を身につけるための訓練を繰り返すほかはありません。しかしこうした患者が新しい共同体から早々にドロップアウトしてしまうのをとりあえず予防する上で，新しい共同体への「入り方」を工夫することの意義も決して低くはないのです。

　新しい共同体への「入り方」の工夫などと言うと，何事かと思われる方もいるかもしれませんが，実際にはさほど難しいことが必要なわけではありません。学校であれ会社に新たに入っていく場合であれ，あるいは復学や復職をする場合であれ，おしなべて「テンションを下げて入っていくこと」を心がければ良いのです。逆に言うならこれは患者が「良い時（ハイテンションにしていられる時）」ではなく，「悪い時（疲弊し抑うつ的になった時）」を基準にし，そこから逆算して「入り方」を決めていくということです。

　なぜならこうした患者が新しい共同体に入った場合，程度の差はあっても遅かれ早かれ「疲弊し落ち込む」時期が来るのはまず避けがたいからです。最初から「テンションを下げて」「大人しい人」として共同体に入っていれば，そのような時期が来たとしても「疲弊して落ち込んだ」状態と，初期設定との間

にギャップが少なくなるため，周囲から「よくわからない変わった人」「付き合いにくい人」と思われる可能性を大きく減らすことができるのです。

　もちろん「極端なもの」「過激なもの」を好む傾向のあるこうした患者にとって，新しい共同体に「大人しい人」として入っていくのはまことにつまらないでしょうし，時には屈辱的であるとさえ感じられることでしょう。しかし周囲の人から患者が「一貫性のある人」「安定感のある付き合いやすい人」「自分自身をよく知っている人」と思ってもらいやすくなるというメリットは，それを補って余りあるものがあるのです。

Ⅳ　電話診察を活用する

　筆者がおこなうBPD治療の中で，電話診察は欠かすことができない要素の1つとして位置づけられています。また第8章でも詳しく述べたように，事情によっては最初の数回を除き，ほぼ電話診察だけを通して治療をおこなう場合すらあります。電話診察をこのような形で積極的に活用するのは，筆者の治療アプローチの大きな特徴の1つといって良いでしょう。

　ただし急いで付け加えておくなら，ここでいうところの電話診察とは，いわゆる「精神療法」セッションを，電話を用いておこなうという意味ではまったくありません。第4章でも詳しく述べたように，BPDの治療において求められているのは，もともと通常の意味での精神療法ではないからです。通常の家族面接をおこなう場合とまったく同様に，電話診察をおこなう目的もまた，BPD患者が対人関係能力をはじめとした社会生活を営む上で欠かすことのできない知識や技能を新たに作り上げ，補うことができるようにするためのトレーニングをおこなうことです。

　このような形でおこなわれる電話診察の効果が最も得やすいのは，第8章のB子の場合のように家族を通して治療的介入をおこなう場合でしょう。なぜなら「患者が表に出しているもの」を外から観察し，筆者の指導の下に治療的介入をおこない，その効果について筆者に報告してもらうというのは，筆者がおこなう治療の中で家族に必ず要請される役割だからです（第5章を参照）。

　逆に患者が家族や他人を非難する内容の電話をかけてきた場合に，その「裏

を取る（たとえば電話の相手を交代してもらい，家族の言い分を聞いた上で患者の主張と照らし合わせる）」こともしないまま，治療者が延々と話を聞いていくのは決して治療的とは言えないことに注意する必要があります。

ただし治療プロセスの進行とともに，患者が自らのさまざまな社会的能力の不全に気付き，それを他人から具体的に指摘されたり，直されたりすることに耐えられる能力（〈学び／学ばれる関係〉に耐えられる能力）が向上した場合には，患者本人に対して電話診察をおこなうことも決して稀ではありません。

以上を前提とした上で，筆者の電話診察の受け方について具体的に説明することにしましょう。筆者は初回面接の際に，家族や患者から電話連絡をしてもらう場合の原則について，以下のような形で説明することにしています。

1. 主治医に相談したい場合は，基本的にはいつ電話をしてもらってもかまわない（ただし夜遅くかかってきた電話には返事をしない）。
2. 相談は家族あるいは本人どちらからのものであってもかまわない。
3. 診察時間内に電話してきた場合，短時間の相談で済む場合には診療の合間（最長でも10分）に改めてかけ直してもらう。
4. 短時間（10分程度）であれば何回電話しても料金はかからないが，長時間の場合には料金が発生することをあらかじめ患者と家族に告げておく。
5. 長時間の電話診察を求められた場合には，診察の時間を指定した上で改めてかけ直してもらう。
6. 患者が長時間の電話診察を希望する場合には，家族の許可を得た上でかけるように指導する。
7. 夜間や休診日に電話がかかってきた場合，着信履歴に基づいて基本的にはその日のうちに主治医から折り返し返事をする（ただし夜遅くかかってきた電話には返事をしない）。

ここでは便宜上「相談」と「診察」を分けて記載していますが，実際には明確に区別されるようなものではありません。診察の中でよくわからなかった小さな疑問について，診察後に家族や患者から改めて電話で質問をしてもらうのは望ましいことですし，たとえそれが短時間で済んだとしても立派に診察であ

ると言ってかまいません。

　とりわけ治療の初期において，こうした小さな質問を家族（や患者）から積極的に受けておくのは，その後の治療を適切に方向付けする上で極めて重要です。治療者の指示についてよくわからないままに，家族がなんとなく患者と関わっていくうちに，大きなトラブルが生じる結果となるのはよくあることだからです。大きなトラブルになってから連絡をもらうくらいなら，「こんな小さなことで主治医に電話して良いのだろうか」と家族が不安になるくらい小さな疑問について早い段階で電話してもらった方が，よほど治療者にかかる負担は少なくて済むのです。

　診察の中でなされた筆者の指示を，自宅でどのように適用するかについて，家族や患者から電話で質問してもらうことも意外なほど重要です。たとえ診察時にすでに説明してあったとしても，目の前の状況に対してどのように対応するのが「主治医の指示の通り」になるのか，家族や患者にとって判断がつかない場合が少なくないからです。

　たとえば患者が暴力をふるった場合の対応について，第9章で述べたような内容がすでに説明してあったとしても，実際に家族が身を隠すにあたって「今から家を出ようと思うのですが，これで良いのでしょうか」と診察の合間に電話してくる家族は多いものです。そのような場合でも，状況をおおまかに聴いた上で「それでかまわない」と筆者が一言後押しをすることで，勇気を持って家を出られるという家族は少なくありません。

　電話診察の進め方自体については，説明すべきことはさほど多くありません。第8章におけるB子の母親と筆者の電話でのやりとりを見ればおわかりのように，電話診察で取り上げるテーマも，それに対する筆者の指示も，基本的には実際に来院してもらう場合とほとんど変わりはないからです。

　大きな出来事というよりも，一見したところ些細と見えるような，対人関係にまつわる小さな出来事について話すよう，家族や患者に対して積極的に促していくこと。必要な情報を得るために，話し手を――たとえば患者から家族，家族から患者へと――途中で替わってもらうことなどは，通常の家族面接をおこなう場合とまったく同じように，電話診察でも大いに役立つことになります。

　また何らかの事情で家族か患者のどちらか片方しか来院できない場合でも，

スピーカーフォンを用いることにより，その場に居ない家族メンバーを交えて家族面接をおこなうことが可能になる場合が少なくありません。

これまでに述べてきたいずれの方法をとる場合であれ，筆者が述べてきたような介入技法を用いた場合，実際に患者や家族が来院した上で診察をおこなうか，電話で診察をおこなうかの違いは，これまで考えられてきたほど大きなものではないのです。

V 「入院という環境」を適切に利用するための方法

2001年に刊行された，BPDに対するアメリカ精神医学会の治療ガイドラインでは，患者に自殺傾向がみられる場合にはいつでも入院させるよう勧めていました[7]。しかしそれに同意する臨床家の数は，現在では決して多くありません。入院させることによりBPD患者が自殺するのを防止できるという考えに対して，実証的裏付けが得られなかったためです。

むしろ通常の治療をおこなった場合，BPD患者が示す自殺傾向は，入院していた時と同じように，退院した後も長期にわたり続くことが多いのです。それどころか入院中に自殺企図をおこなう患者も決して珍しくありません。

第9章でも述べたように，こうした患者の自殺を本当に防止したければ，患者が自殺しなくても済むだけの社会的能力を身につけさせるための訓練を──最初は自宅で，おいおい社会環境の中において──おこなうほかはないのです。そしてそれをおこなうために必要とされるのは家族の全面的な協力であり，入院環境ではありません。

自殺防止という目的を除いて考えたとしても，BPD患者に対する入院治療の適用は極めて限られたものでしょう。もともと入院とは外来環境では提供することの難しい，集中度の高い治療をおこなうためになされるものです。しかしBPDに対して入院環境を利用しておこなわれる集中度の高い精神療法は，莫大なコストがかかる割には効果に乏しいことが明らかになっています[70]。

また特殊な場合を除き，BPD患者に対して薬物療法をおこなうために入院環境は必要とされません。そもそもBPDに対する薬物治療で，明確な効果が得られること自体が決して多いとはいえないでしょう。BPDに対して薬物療

法を試みる目的で入院治療をおこなうのは，現実的とはとても言えません。

ではBPD患者に対して入院が好ましい影響を与える可能性がまったくないのかといえば，必ずしもそうではありません。ただしそれは入院中になされる何らかの「治療」が効果を示すという意味ではなく，家族が入院という「環境」を適切に利用するなら，患者に対して治療的に好ましい影響を与えることが可能になるという意味です。具体的に言うならそれは以下の2つの形で与えることができる可能性があります。

第1に入院は患者が家族との関係の中でしばしば獲得してしまっている，好ましからざる疾病利得を消去するきっかけとして利用することができます。疾病利得などと言えば何ごとかと思われる方もいるかもしれませんが，病気になり症状が存続することで患者が得ている，対人関係や状況に関するさまざまな利益という意味だと受け取っていただいて結構です[注]。

ただし通常の場合に疾病利得という言葉が意味しているのは，患者が病気になることにより「学校や会社に行かなくて済む」「家族から大切にしてもらえる」といった，比較的穏やかな内容を指すことが多いのですが，BPD患者が獲得することになる疾病利得はしばしばはるかに過激です。

家族を深夜であっても好きな時に叩き起こして，延々と何時間でも責め立てることができる。何か気に入らないことがあればいつでも家族をサンドバックのように殴ったり蹴ったりすることができる。家族を脅せばいつでも金が手に入る。それらが相まって結局のところ「一家の王」としての位置を占めることができる，といったものなのですから。こうした疾病利得を早期に解消することが，BPDを治療していく上で重要なのは論を俟ちません。

第2に入院はそれまでの外来治療を良くも悪くも中断することになりますから，家族がそれまでの治療について再検討を加える良い機会になるということです。もしそれまでの外来治療で十分な効果――これは**目に見えるような改善**という意味です――が得られていないようであれば，退院後にこれまでとは異

注）厳密に言うなら疾病利得は第1次疾病利得と第2次疾病利得に2分類される。前者は主に精神分析の文脈において用いられ，症状を呈することにより患者の無意識的な願望が充足されること，およびそれによって不安が軽減されることを指している。後者は一般的な用いられ方であり，罹患することにより他者の同情を得たり，学校や会社に行かなくて済むなどの利益が得られることを指している。本書の文脈では第2次疾病利得について論じている。

なった，より適切な治療を受けるよう家族が患者に勧めていくための機会として入院を利用することができるでしょう。

以上のような2つの目的を達成するためには，家族は入院に際して以下のような形で関わっていくことが望ましいでしょう。

1. なるべく患者にとって居心地が良くなさそうな，制限の多い病棟を選ぶ。
2. 家族の治療的関わりは，むしろ入院後にこそ重要になるという覚悟が必要。
3. まずは「今までおこなってきた対応は適切ではなかった」「これからは対応を変えていくつもり」と患者に対して「豊かな語り口（第3章を参照）」で宣言する。
4. 暴力沙汰の末に入院した場合には，「あなたが壊した物を修理しなくちゃいけないから」「入院でお金がかかるから」といった理由を述べた上で，退院後に小遣いが減額されることをあらかじめ告げておく（第9章を参照）。
5. 入院中の小遣いやおやつ，さまざまな電子おもちゃの類いは，望むだけ与えることは絶対にせず，常に「患者が少し不自由に感じる程度」に与えておく。
6. 患者が非常識な時間・頻度で電話をしてくる場合には，電話して良い時間帯と回数（通常1日に1〜2回）を指定し，それ以外は一切出ないようにする。
7. 電話で家族に対して罵詈雑言を浴びせてきた場合，電話している最中であっても一方的に切ってかまわない。その上でその日はもう電話には出ないことにする。
8. 面会時には入院前の患者がおこなっていた，家族に対する暴言や暴力について必ず取り上げて，「もうこれからは耐えるつもりはない」と，「豊かな語り口」でおだやかに宣言しておく。
9. もし面会時に家族に対して暴力的になったり，暴言を吐いたりしはじめるなら，面会は即座に中止し，次回の面会予定はキャンセルする（ただしその後患者から謝罪の電話がかかってきた場合には出向いて良い）。
10. これまでの外来治療について患者自身も再検討するよう促し，十分な効果がみられなかったと家族が考えているなら，そのこともはっきりと告げておく。
11. その上でこうした疾患に対しては専門的な治療が必要であり，逆にきちんとした治療さえ受けるなら十分に改善を見込める可能性があることを患者に伝える。

入院中にこうした介入をおこなうことで，退院後に大きなトラブルが生じるのではないかと恐れる家族もいるかもしれません。確かにこれらは患者が得ている疾病利得を消去するためにおこなわれる介入なのですから，少なくとも**短期的には**第9章で説明したような消去バースト（extinction burst）が生じる可能性は高いでしょう。しかし，だからこそ消去のプロセスはむしろ入院中に始まり，退院時までには消去がある程度なされていることが望ましいのです。集中度の高いケアは，消去が成立するまでのプロセスで，患者が不安定になったり不穏になったりする時のためにこそ必要とされるのですから。

　また従来の外来治療が妥当であったかどうかについて見直し，できれば退院後に専門的治療を受けるよう患者に促していくという形で，家庭環境だけでなく，退院後の社会的環境もまた適切なものとなるよう調整していくという方向性を，家族が明確に示すことにより，患者が退院した後の問題行動は，かえって大きく減っていくことになるのです。

おわりに

　意図したわけではないが，本書はずいぶん変わった本になってしまったと自分でも思う。それは本書で取り上げられている治療構造や治療技法が，既存の書物とは異なっていることも一因ではあるけれど，それ以上に——本書の第3章の用語を用いるなら—— BPD患者が「治る」という言葉の意味のプロトタイプ（典型例）が大きく異なるためである。言うまでもないことだが，世の中にはBPDに対してさまざまな治療法があり，それに応じてさまざまな「治り方」があることだろう。しかしそれらさまざまな「治り方」のうち，どのような「治り方」がBPDの典型的な普通の「治り方」であり，どのような「治り方」がそうでないかを評価する際に，私は今や他の論者とはずいぶん異なる判断をするようになってしまった。

　では私にとっての「治る」とはどのようなことを言うのかと問われるなら，本書の第7章と第8章を見てくださいと答えるしかない。そこではDSMの診断基準に挙げられているようなBPDの症状が顕著に認められる頃から始められた，BPD患者の心理社会的機能を改善するための介入が，それらの症状が消失した後に至るまで一貫してなされているのがわかるだろう。診断基準に挙げられているような症状は消失しているのに，治療的介入を引き続きおこなうのはなぜかと言えば，その理由は簡単で，BPD患者の心理社会的機能が改善されない限り，彼らの抱える苦痛が真に和らぐことはないからである。

　これは従来のBPD治療の枠組みから見るなら，おそらく「〈治ること〉の基準を大幅に引き上げた」ことに相当するのだろうけれど，困ったことに，もはや今の私にはこれ以外のBPDの「治り方」が，あまりピンと来なくなってしまっているのである。もちろん私が治療した患者が，ことごとくそうした「治り方」をしているわけではない（そうだったらどんなに良かっただろう！）。私の力不足により，あるいは他のさまざまな事情によって，このような「治り方」にまで至らなかった患者だって存在する。

それでも家族の全面的な協力さえ得られるなら，本書に述べられているような改善が多数例において可能であることについて，今の私は何の疑いも持っていない。この疾患に悩む患者や家族の悩みが解消されるためにも，BPDが「治る」という言葉の意味のプロトタイプ（典型例）が，本書で論じたようなものへと移行していく日が一日も早く訪れるよう私は切望している。

　編集者の小寺美都子さんに本書の構想について話し，「ぜひやりましょう」ということになったのが2006年のことだったと思う。「ある程度原稿がまとまったら」ということで待ってもらっているうちに，いつの間にか時は移り2009年になっていたが，原稿はほんの少しだってたまっていく気配はなかった。業を煮やした小寺さんが毎月1回「原稿を取りに来る日」を設けることになり，それからようやく少しずつ本書が形をなし始めたのである。小寺さんの忍耐力には本当に脱帽し，感謝するしかない。

　それから私の妻である黒田知代の貢献についても触れておかないわけにはいかないだろう。冗談でなく本書の成立に対して最大の**理論的**影響を与えたのは，私の師である下坂幸三を除けば彼女である。またこれまでに私が書いた発表原稿や論文と同じように，本書についても彼女がすべての文章に目を通し，瑕疵を指摘してくれた。彼女から受けたさまざまな恩恵には，いくら感謝してもし切れないほどである。

　最後に本書を2006年に永眠した故下坂幸三に捧げる。

2014年1月

黒田章史

参考文献

1) Ainslie G：Specious reward: A behavioral theory of impulsiveness and impulse control. Psychological Bulletin, 82: 463-496, 1975.
2) Akhtar S：The syndrome of identity diffusion. American Journal of Psychiatry, 141: 1381-1385, 1984.
3) Akhtar S：Broken Structures: Severe Personality Disorders and Their Treatment. Aronson, New York, 1992.
4) Akiskal HS：Subaffective disorders: Dysthymic, cyclothymic, and bipolar II disorders in the "borderline" realm. Psychiatr Clin North Am, 4: 25-46, 1981.
5) Akiskal HS：A proposed clinical approach to chronic and "resistant" depressions: Evaluation and treatment. J Clin Psychiatry, 46(10 Pt 2): 32-37, 1985.
6) Akiskal HS, Chen SE, Davis GC：Borderline: An adjective in search of a noun. Journal of Clinical Psychiatry, 46: 41-48, 1985.
7) American Psychiatric Association：Practice Guideline for the Treatment of Patients With Borderline Personality Disorder (American Psychiatric Association Practice Guidelines.) Amer Psychiatric Pub, 2001.
8) Atkin S：A borderline case：Ego synthesis and cognition. Int J Psychoanal, 40: 13-19, 1974.
9) Bateman A, Fonagy P：Effectiveness of partial hospitalization in the treatment of borderline personality disorder: A randomized controlled trial. Am J Psychiatry, 156(10): 1563-1569, 1999.
10) Beck AT, Brown G, Berchick RJ et al：Relationship between hopelessness and ultimate suicide: A replication with psychiatric outpatients. Am J Psychiatry, 147(2): 190-195, 1990.
11) Bonger B, Peterson LG, Golann S et al：Self-mutilation and the chronically "suicidal" emergency room patient. Ann Clin Psychiatry, 2: 217-222, 1990.
12) Brown MZ, Comtois KA, Linehan MM：Reasons for suicide attempts and nonsuicidal self-injury in women with borderline personality disorder. J Abnorm Psychol, 111(1): 198-202 2002.
13) Clarkin JF, Levy KN, Lenzenweger MF et al：The Personality Disorders Institute/ Borderline Personality Disorder Research Foundation randomized control trial for borderline personality disorder: Rationale, methods, and patient characteristics. J Pers Disord, 18(1): 52-72, 2004.
14) Coid J, Yang M, Bebbington P et al：Borderline personality disorder: Health service use and social functioning among a national household population. Psychol Med, 39(10): 1721-1731, 2009.
15) Cooper J, Kapur N, Webb R et al：Suicide after deliberate self-harm: A 4-year cohort study. Am J Psychiatry, 162(2): 297-303, 2005.
16) Cyders MA, Smith GT, Spillane NS et al：Integration of impulsivity and positive mood to predict risky behavior: Development and validation of a measure of positive urgency. Psychol Assess, 19(1): 107-118, 2007.
17) Cyders MA, Smith GT：Emotion-based dispositions to rash action: Positive and

negative urgency. Psychol Bull, 134(6): 807-28, 2008.
18) Davidson D：Inquiries into Truth and Interpretation. Oxford Univ Press, 1984.（野本和幸ほか訳：真理と解釈．勁草書房，1991.）
19) Distel MA, Trull TJ, Derom CA et al：Heritability of borderline personality disorder features is similar across three countries. Psychol Med, 38(9): 1219-229, 2008.
20) Distel MA, Rebollo-Mesa I, Willemsen G et al：Familial resemblance of borderline personality disorder features: Genetic or cultural transmission? PLoS One, 4(4): e5334, 2009.
21) Douglas J, Cooper J, Amos T et al："Near-fatal" deliberate self-harm: Characteristics, prevention and implications for the prevention of suicide. J Affect Disord, 79(1-3): 263-268, 2004.
22) Ebner-Priemer UW, Kuo J, Kleindienst N et al：State affective instability in borderline personality disorder assessed by ambulatory monitoring. Psychol Med, 37(7): 961-970, 2007.
23) Favazza AR：Repetitive self-mutilation. Psychiatric Annals, 22(2): 60-63, 1992.
24) Fergusson DM, Horwood LJ, Woodward LJ：The stability of child abuse reports: A longitudinal study of the reporting behaviour of young adults. Psychol Med, 30(3): 529-544, 2000.
25) Fergusson DM, Boden JM, Horwood LJ：Exposure to childhood sexual and physical abuse and adjustment in early adulthood. Child Abuse Negl, 32(6): 607-619, 2008.
26) Giesen-Bloo J, van Dyck R, Spinhoven P et al：Outpatient psychotherapy for borderline personality disorder: Randomized trial of schema-focused therapy vs transference-focused psychotherapy. Arch Gen Psychiatry, 63(6): 649-658, 2006.
27) Glaser JP, Van Os J, Thewissen V et al：Psychotic reactivity in borderline personality disorder. Acta Psychiatr Scand, 121(2): 125-34, 2010.
28) Grant BF, Chou SP, Goldstein RB et al：Prevalence, correlates, disability, and comorbidity of DSM-IV borderline personality disorder: Results from the Wave 2 National Epidemiologic Survey on Alcohol and Related Conditions. J Clin Psychiatry, 69(4): 533-545, 2008.
29) Gratz, KL; Risk factors for and functions of deliberate self-harm: An empirical and conceptual review. Clinical Psychology: Science and Practice, 10: 192-205, 2003.
30) Grilo CM, McGlashan TH, Morey LC et al：Internal consistency, intercriterion overlap and diagnostic efficiency of criteria sets for DSM-IV schizotypal, borderline, avoidant and obsessive-compulsive personality disorders. Acta Psychiatr Scand, 104(4): 264-272, 2001.
31) Gunderson JG：Borderline Personality Disorder: A Clinical Guide (with Paul Links). American Psychiatric Publishing, Washington DC, 2008.
32) Gunderson JG, Singer MT：Defining borderline patients: An overview. Am J Psychiatry, 132: 1-10, 1975.
33) Gunderson JG, Kolb JE：Discriminating features of borderline patients. Am J Psychiatry, 135: 792-796, 1978.
34) Gunderson JG, Zanarini MC, Kisiel C：Borderline personality disorder. In Widiger T, Frances A, Pincus H, et al (eds)：DSM-IV Sourcebook. American Psychiatric Press, pp717-732, 1995.
35) Gunderson JG, Stout RL, McGlashan TH et al：Ten-year course of borderline personality disorder: Psychopathology and function from the collaborative longitudinal personality disorders study. Arch Gen Psychiatry, 68(8): 827-837, 2011.
36) Hengartner MP, Müller M, Rodgers S et al：Interpersonal functioning deficits in

association with DSM-IV personality disorder dimensions. Soc Psychiatry Psychiatr Epidemiol Published online, May 15, 2013.
37) Hollander E, Allen A, Lopez RP et al : A preliminary double-blind, placebo-controlled trial of divalproex sodium in borderline personality disorder. J Clin Psychiatry, 62(3): 199-203, 2001.
38) Hollander E, Swann AC, Coccaro EF et al : Impact of trait impulsivity and state aggression on divalproex versus placebo response in borderline personality disorder. Am J Psychiatry, 162(3): 621-624, 2005.
39) Hopwood CJ, Morey LC, Donnellan MB et al : Ten-year rank-order stability of personality traits and disorders in a clinical sample. Journal of Personality, 81: 3, 2013.
40) Horwitz AV, Wakefield JC : The Loss of Sadness: How Psychiatry Transformed Normal Sorrow into Depressive Disorder. Oxford University Press, 2007.
41) Hurt SW, Clarkin JF, Munroe-Blum H et al : Borderline behavioral clusters and different treatment approaches. In Clarkin JF, Marziali E, Munroe-Blum H (eds) : Borderline Personality Disorder: Clinical and Empirical Perspectives. pp199-219, Guilford, New York, 1992.
42) Johansen M, Karterud S, Pedersen G et al : An investigation of the prototype validity of the borderline DSM-IV construct. Acta Psychiatr Scand, 109(4): 289-98, 2004.
43) Jørgensen CR : Disturbed sense of identity in borderline personality disorder. J Pers Disord, 20(6): 618-644, 2006.
44) Jørgensen CR : Invited essay: Identity and borderline personality disorder. J Pers Disord, 24(3): 344-364, 2010.
45) Kasen S, Cohen P, Skodol AE et al : Comorbid personality disorder and treatment use in a community sample of youths: A 20-year follow-up. Acta Psychiatr Scand, 115(1): 56-65, 2007.
46) Kernberg O : Borderline personality organization. J Am Psychoanal Assoc, 15: 641-685, 1967.
47) Kernberg O : The treatment of patients with borderline personality organization. Int J Psychoanal, 49: 600-619, 1968.
48) Kessler RC, Chiu WT, Demler O et al : Prevalence, severity, and comorbidity of 12-month DSM-IV disorders in the National Comorbidity Survey Replication. Arch Gen Psychiatry, 62(6): 617-627, 2005.
49) Klonsky ED : The functions of deliberate self-injury: A review of the evidence. Clin Psychol Rev, 27(2): 226-239, 2007.
50) Klonsky ED : What is emptiness? Clarifying the 7th criterion for borderline personality disorder. J Pers Disord, 22(4): 418-426, 2008.
51) Knight R : Borderline states. Bulletin of the Menninger Clinic, 17: 1-12, 1953.
52) Kobayashi H : The role of actions in making inferences about the shape and material of solid objects among Japanese 2-year-old children. Cognition, 63: 250-269, 1997.
53) Kolb JE, Gunderson JG : Diagnosing borderline patients with a semi-structured interview. Arch Gen Psychiat, 37: 37-41, 1980.
54) 黒田章史：境界性人格障害の治療において余剰（redundant）な形式の発話を用いることの意義——親を共同治療者とするための介入方法．思春期青年期精神医学，9(2): 117-129, 1999.
55) 黒田章史：自傷患者の家族支援．精神療法，31: 308-316, 2005.
56) 黒田章史：クリニックにおける BPD 治療：家族面接はなぜ不可欠か．精神科治療学, 26(9): 1079-1086, 2011.

57) Lerman DC, Iwata BA : Prevalence of the extinction burst and its attenuation during treatment. J Appl Behav Anal, 28(1): 93-94, 1995.
58) Levenson JC, Wallace ML, Fournier JC et al : The role of personality pathology in depression treatment outcome with psychotherapy and pharmacotherapy. J Consult Clin Psychol, 80(5): 719-729, 2012.
59) Linehan MM : Dialectical behavior therapy for borderline personality disorder: Theory and method. Bulletin of the Menninger Clinic, 51: 261-276, 1987.
60) Linehan MM : Cognitive Behavioral Treatment of Borderline Personality Disorder. Guilford Press, 1993.（大野裕監訳：境界性パーソナリティ障害の弁証法的行動療法――DBTによるBPDの治療．誠信書房，2007.）
61) Links PS, Mitton JE, Steiner M. : Predicting outcome for borderline personality disorder. Compr Psychiatry, 31(6): 490-498, 1990.
62) Logue LW : Research on self-control: An integrating framework. Behavioral and Brain Science, 11: 665-709, 1988.
63) 正高信男：0歳児がことばを獲得するとき――行動学からのアプローチ．中公新書，1993.
64) McGrath J, Saha S, Chant D et al : Schizophrenia: A concise overview of incidence, prevalence, and mortality. Epidemiol Rev, 30: 67-76, 2008.
65) Moeller FG, Barratt ES, Dougherty DM et al : Psychiatric aspects of impulsivity. Am J Psychiatry, 158(11): 1783-93, 2001.
66) Newton-Howes G, Tyrer P, Johnson T : Personality disorder and the outcome of depression: Meta-analysis of published studies. Br J Psychiatry, 188: 13-20, 2006.
67) 西村義樹, 野矢茂樹：言語学の教室．中央公論新社，2013.
68) 野矢茂樹：語り得ぬものを語る．講談社，2011.
69) Paris J : Understanding self-mutilation in borderline personality disorder. Harv Rev Psychiatry, 13(3): 179-185, 2005.
70) Paris J : Treatment of Borderline Personality Disorder: A Guide to Evidence-Based Practice. The Guilford Press, 2008.（黒田章史訳：境界性パーソナリティ障害の治療――エビデンスに基づく治療指針．金剛出版，近刊予定）
71) Paris J : The Intelligent Clinician's Guide to the DSM-5. Oxford University Press, 2013.
72) Paris J, Brown R, Nowlis D : Long-term follow-up of borderline patients in a general hospital. Compr Psychiatry, 28(6): 530-535, 1987.
73) Paris J, Zweig-Frank H : A 27-year follow-up of patients with borderline personality disorder. Compr Psychiatry, 42(6): 482-487, 2001.
74) Plomin R, Defries JC, Knopik VS et al : Behavioral Genetics. Worth Pub, 2012.
75) Pompili M, Girardi P, Ruberto A et al : Suicide in borderline personality disorder: A meta-analysis. Nord J Psychiatry, 59(5): 319-324, 2005.
76) Reisch T, Ebner-Priemer UW, Tschacher W et al : Sequences of emotions in patients with borderline personality disorder. Acta Psychiatr Scand, 118(1): 42-48, 2008.
77) Runeson B, Beskow J : Borderline personality disorder in young Swedish suicides. J Nerv Ment Dis, 179(3): 153-156, 1991.
78) Sansone RA, Sansone LA : Responses of mental health clinicians to patients with borderline personality disorder. Innov Clin Neurosci, 10(5-6): 39-43, 2013.
79) Schneider B, Wetterling T, Sargk D et al : Axis I disorders and personality disorders as risk factors for suicide. Eur Arch Psychiatry Clin Neurosci, 256(1): 17-27, 2006.
80) Schnyder U, Valach L, Bichsel K et al : Attempted suicide: Do we understand the

patients' reasons? Gen Hosp Psychiatry, 21(1): 62-69, 1999.
81) 下坂幸三:神経性無食欲症に対する常識的な家族療法. In 下坂幸三, 秋谷たつ子編:家族療法ケース研究1. pp9-32, 金剛出版, 1988.(下坂幸三:摂食障害治療のこつ. 金剛出版, 2001に収録)
82) 下坂幸三:常識的家族療法. 精神神経学雑誌, 93(9): 751-758, 1991.
83) 下坂幸三(中村伸一, 黒田章史編):フロイト再読. 金剛出版, 2007.
84) Stern A : Psychoanalytic investigation of and therapy in the borderline group of neurosis. Psychoanalytic Quarterly, 7: 467-489, 1938.
85) Stiglmayr CE, Grathwol T, Linehan MM et al : Aversive tension in patients with borderline personality disorder: A computer-based controlled field study. Acta Psychiatr Scand, 111(5): 372-379, 2005.
86) Stiglmayr CE, Ebner-Priemer UW, Bretz J et al : Dissociative symptoms are positively related to stress in borderline personality disorder. Acta Psychiatr Scand, 117(2): 139-147, 2008. Epub 2007 Nov 19.
87) Stone MH : Contemporary shift of the borderline concept from a sub-schizophrenic disorder to a sub-affective disorder. Psychiatric Clinics of North America, 2: 577-594, 1979.
88) Stone MH : The Fate of Borderline Patients. Guilford Press, 1990.
89) Stone MH : Borderline personality disorder: History of the concept. In Zanarini MC, (ed) : Borderline Personality Disorder. pp1-18, Taylor & Francis Group, 2005.
90) Stone MH, Stone DK, Hurt SW : Natural history of borderline patients treated by intensive hospitalization. Psychiatr Clin North Am, 10(2): 185-206, 1987.
91) Taylor JR, Linguistic Categorization (Oxford Textbooks in Linguistics). Oxford University Press, 2003.(辻幸夫ほか訳:認知言語学のための14章. 紀伊國屋書店, 2008.)
92) Torgersen S, Lygren S, Oien PA : A twin study of personality disorders. Comprehensive Psychiatry, 41: 416-425, 2000.
93) Trull TJ, Solhan MB, Tragesser SL et al : Affective instability: Measuring a core feature of borderline personality disorder with ecological momentary assessment. J Abnorm Psychol, 117(3): 647-661, 2008.
94) Whiteside SP, Lynam DR : The Five Factor Model and impulsivity: Using a structural model of personality to understand impulsivity. Personality and Individual Differences, 30(4): 669-689, 2001.
95) Widiger TA, Mangine S, Corbitt EM et al : Personality Disorder Interview-IV: A Semistructured Interview for the Assessment of Personality Disorders. Psychological Assessment Resources, 1995.
96) Widiger TA, Trull TJ, Clarkin JF et al : A description of the DSM-IV personality disorders with the five-factor model of personality. In PT Costa Jr & TA Widiger (eds) : Personality Disorders and The Five-Factor Model of Personality (2nd ed). pp89-99, American Psychological Association, Washington DC, 2002.
97) Zanarini MC, Frankenburg FR, Reich DB et al : Time to attainment of recovery from borderline personality disorder and stability of recovery: A 10-year prospective follow-up study. Am J Psychiatry, 167: 663-667, 2010.
98) Zapolski TC, Settles RE, Cyders MA et al : Borderline personality disorder, bulimia nervosa, antisocial personality disorder, ADHD, substance use: Common threads, common treatment needs, and the nature of impulsivity. Indep Pract, 30(1): 20-23, 2010.
99) Zimmerman J, Mattia JI : Differences between clinical and research practices in diagnosing borderline personality disorder. Am J Psychiatry, 156(10): 1570-1574, 1999.

索　引

あ行

合いの手を入れる（練習）　122, 125-127, 148, 150, 174
諦(あきら)めることの意義　124, 135, 176, 182, 210
新しい環境（共同体）への入り方　146, 172, 185, 211-213
　テンションを下げて入る　212
あっさりすること　147, 170, 185

か行

家事を「させられる」こと　109-110, 132, 134-136, 139-141, 143-146, 151, 167, 170, 172-174, 178-180
家族面接
　―の導入法　90-92
　―の不可欠さ　76-77
　―のメリット　84-85
　家族療法との違い　89
　家族を傷つけないこと　92-93
　家族を通した治療的介入　83-84, 92, 213
　反復トレーニングの場としての―　89-90
　プライバシーに関わる問題の取り扱い　91
カツオ君－お父さん関係　209-211
観察・評価・判断を「される」こと　139
ガンダーソン, J. G.　14, 17, 68
虐待　102
　性的―　103
境界性パーソナリティ障害（BPD）
　コミュニケーションの2つのパターン　31-32
　（心理）社会的機能（能力）　44, 68, 103, 104, 128, 154, 188, 190
　社会的予後　16, 103
　症状の変化しやすさ　16
　病因　101-104
　　遺伝的要因　12, 101

　　環境要因
　　　家族に共有される―　101
　　　家族に共有されない―　102-103
　病理がみられる4つの領域　28
　情動（に関する問題）　34-37
　　対人関係上のストレスとの関連　35
　　怒り・不安・空虚感　35-36
　衝動性（に関する問題）　37-40
　　―の5つのタイプ　37
　　―の定義　37, 105
　　計画性の欠如　37-38
　　興奮を追い求めること　37, 95, 113, 205, 213
　　対人関係上のストレスとの関連　38, 39
　　忍耐力の欠如　37, 113
　　プラスの衝迫　37, 113
　　マイナスの衝迫　37, 113
　対人関係（上の問題）　28-34
　認知（に関する問題）　40-42
　　対人関係上のストレスとの関連　40-41
　有病率　11
「境界」という用語　13
共感するのではなく共感させる　124, 154, 207-209
共同治療者としての家族　190, 192
敬語の効用　136
刑事コロンボの原則　60, 63-65
個人面接
　―の限界　208
　―の問題点　23, 77-83
　家族面接を補うための―　92
　閉ざされた二者関係　24
言葉の意味のプロトタイプ（典型例）　44, 55-60, 114, 118, 142, 144, 195, 196, 2
　心の内面を示すような―　60-62, 178, 195-196
「言葉の普通の使い方」を示してみせる

61-62, 64, 171
　常識的なものへと設定し直す　58-60,
　　63-65, 106, 142, 144, 161, 209
コミュニケーション
　―のつまずき　30-32, 34, 35, 38, 43, 44, 58,
　　69, 71, 90, 95, 109, 110, 123
　共同作業としての―　125
　レベル 0　70, 73, 75
　レベル 1　69, 70, 73, 75, 78
　レベル 2　69, 70, 72, 73, 75, 79

さ行

下坂幸三　24, 77
消去バースト　203, 219
自殺企図　11, 38, 189, 190-193
自殺率　38
自傷行為　38, 189
　―への対応　190-193
　自殺との関連　39-40
　情動調節作用　15, 39, 190
自宅を治療環境として作り替える　95-101,
　　149, 160
疾病利得　217
自分のことを学ばれるのに伴う苦痛に耐える
　　能力　32, 34
自分の表面を知ること　24
受診させるための工夫　156-159
　自分のどこが問題かわからない場合
　　157-158
　治療に絶望している場合　158-159
　問題の多い通念を信じ込んでいる場合
　　158
受診しない 3 つの理由　155-156
常識　34, 59
　―を身につける（学ぶ）能力　34
　子ども向けの―　60
常識的な家族面接　24, 77
衝動性→境界性パーソナリティ障害の項目参
　　照
衝動的な話の聞き方　113
自立能力　192
神経症傾向→パーソナリティ特性の項目参照
診断基準を満たさなくなった後におこなうべ

　　き治療　164, 180, 188
心理学的剖検　39
「性格だから治らない」という宣告　157-158
精神疾患の分類と診断の手引　第 3 版（DSM
　　- Ⅲ）
　BPD という診断の承認　12, 14
精神疾患の分類と診断の手引　第 4 版
　　（DSM- Ⅳ -TR）　21, 40
　Ⅰ軸障害とⅡ軸障害の区別　22
精神疾患の分類と診断の手引　第 5 版
　　（DSM-5）
　BPD の診断基準　15, 27
　多軸診断システムの放棄　17
早期死亡率　40

た・な行

大うつ病性障害
　BPD との併存　20-22
　過剰診断　21
対人関係が続かない理由　124
誕生日の危険性　138, 149, 171
治療
　―に伴う苦痛やストレス　104-105, 111,
　　123, 162, 195
　―の見通し　106-107, 161
　　2 つの段階　106, 161
　　螺旋状の経過　106, 162
　「BPD を治療する」とはどのようなことか
　　67-68
　依存傾向への対応　107, 175-176
　患者，家族，薬物の果たす役割　94-95
　訓練（トレーニング）としての―　75-77,
　　83, 89, 91, 93, 105, 109, 111, 128, 130,
　　137, 140, 156, 159, 162, 169, 188, 192
　　治療に飽きる　111-112, 134-135
　「反応傾向（癖）」の修正　76, 80-82, 130
　（心理）社会的能力を向上させる　67-68,
　　92, 103, 106, 128, 154, 156, 159-161,
　　164, 180, 190, 191, 193, 194, 216
　「他人（第三者）の視点」を取り入れる
　　25
　通常の―　22
つまずきのない，なめらかなコミュニケーシ

索　引　229

ョン　31, 32, 121
電話診察　100, 131, 163, 169-187, 213-216
　　―の7つの原則　214
　　　スピーカーフォンの利用　216
同一性の障害　42-43
統合的治療　79
「治る」という言葉かけ　157, 192, 193
「入院という環境」を利用する方法　216-219
　　疾病利得を消去する　217, 219
　　それまでの治療を見直す機会にする
　　　217-218
年末年始（年が明けること）の危険性　171

は・ま行

パーソナリティ障害に対する共同縦断研究
　　（CLPS）　16
パーソナリティ特性　17, 30
　　神経症傾向　30, 44
パリス，J.　40
反応傾向（癖）　44, 58, 66, 69-85, 94, 106, 111,
　　112, 160, 161, 164, 188, 194, 196, 197
　　―の適切さを評価する上での問題　77-80
引きこもる　189, 211
人からものを学ぶことの苦痛に耐える能力
　　32, 34, 141, 154, 181, 184
人の気持ちや考えをなぞる能力　108,
　　112-116, 140-143, 145, 147, 154, 156, 161,
　　174, 179, 188, 189, 192, 194, 207, 209
　　相手に縛られることの不自由さに耐え
　　　られる能力との関連　117, 119, 126,
　　　139-140
　　仕事をする能力との関連　122-124
　　なぞるように聴き取る訓練　119-122, 125,
　　　143, 145, 147, 148, 152, 174
　　　状況を絵に描いていく　119, 121
　　　話し手の望むように聴き取る　120-122
　　なぞるように読み取る訓練　116-118
人の話を鵜呑みにする訓練　114-115
人の話に関心を持つ　148, 152
人の世（世間）　44, 108, 127, 154, 189, 190,
　　193, 195
弁証法的行動療法　24, 68
「凡人」として語る　49-65, 84, 94, 130,
　　160-161, 196
　　―ことの必要性　56-58
　　―8つの方法　54-55
病因→境界性パーソナリティ障害の項目参照
病理→境界性パーソナリティ障害の項目参照
暴力に対する対応　132-134, 193-206
　　7つの原則　193-194
　　家を離れる　200-202
　　　家への戻り方　202-203
　　　患者とのやりとりは必要最小限にする
　　　　201-202
　　緊急脱出用セットを作る　203
　　小遣いを減らす　198-199, 203, 218
　　しらけさせるような応対　194, 205-206
　　身体的暴力への対応　199-205
　　到達目標としての「話し合い」　197
　　罵り言葉・器物破損への対応　197-198
　　引き金となる要因を取り除く　200
　　「暴力はふるうべきではない」という枠組
　　　みを作る　206
マクリーン病院成人発達研究（MSAD）　16
学び／学ばれる関係　33, 44, 67-76, 89, 93,
　　103, 109-112, 134, 136, 154, 156, 161, 175,
　　179, 184, 185, 187-189, 192, 193, 209, 212,
　　214
見立ての仕方のコツ　134
メンタライゼーション　68

や・ら・わ行

豊かな語り口　49-54, 60, 84, 94, 98, 109, 115,
　　130, 160, 170, 199, 205, 210, 218
　　定義　50-51
　　目的　51-54
　　患者が反発したときの対応　53-54
リネハン，M. M.　24, 33

著者紹介

黒田章史（くろだ あきのり）

1956 年　東京に生まれる。
1982 年　筑波大学医学専門学群卒業。東京医科歯科大学医学部精神医学教室にて研修。
　　　　東京都多摩老人医療センター，都立松沢病院を経て，
2000 年　杉並区荻窪にて黒田クリニックを開設。現在に至る。
著訳書　『実効ある心理療法のために』（共著，金剛出版，1999 年）
　　　　『感情障害』（共著，医学書院，1997 年）
　　　　ガンダーソン，J.G. 著『境界性パーソナリティ障害──クリニカルガイド』（金剛出版，2006 年）
　　　　パリス，J. 著『境界性パーソナリティ障害の治療──エビデンスに基づく治療ガイド』（金剛出版，近刊）

治療者と家族のための
境界性パーソナリティ障害治療ガイド

ISBN978-4-7533-1071-5

著者
黒田章史

2014年3月10日　第1刷発行
2024年2月14日　第5刷発行

印刷・製本　（株）太平印刷社

発行所　（株）岩崎学術出版社　〒101-0062　東京都千代田区神田駿河台3-6-1
発行者　杉田啓三
電話 03(5577)6817　FAX 03(5577)6837
©2014　岩崎学術出版社
乱丁・落丁本はおとりかえいたします　検印省略

思春期の意味に向き合う
成長を支える治療や支援のために
水島広子著

思春期患者と接する基本は「思春期という『役割の変化』」の意味をふまえたものであってほしい。思春期を支える際の基本姿勢をわかりやすく示す。　四六判 200 頁 本体 2,000 円

実践入門 思春期の心理療法
こころの発達を促すために
細澤　仁著

思春期の心は移ろいやすく捉え難く，心理療法には思春期固有の難しさがある。その困難を味わい，心理療法的に扱っていくための実践のヒント。　四六判並製 192 頁 本体 2,000 円

パーソナリティ障害の認知療法
ケースから学ぶ臨床の実際
井上和臣編著

日常臨床で出会う様々なパーソナリティ障害に認知療法を適用した野心的な試みから，治療に携わる人に新しい視点を提供する。　Ａ５判並製 240 頁 本体 3,000 円

改訂第2版 パーソナリティ障害の認知療法
全訳版
A・T・ベック，A・フリーマン他著
井上和臣・友竹正人監訳

治療が困難だとされるパーソナリティ障害患者を，効果的に治療するための認知療法の最新の治療技術を解説した待望の改訂版。　Ａ５判並製 504 頁 本体 5,200 円

迷わず学ぶ
認知行動療法ブックガイド
下山晴彦，林潤一郎編

CBTの理論と技法を体系的に学べるよう良書を選択し，テーマと学習段階に応じて紹介する。自分に一番必要な書籍に出会えるガイドブック。　Ａ５判並製 200 頁 本体 2,200 円

強迫性障害治療のための
身につける行動療法
飯倉康郎・芝田寿美男
中尾智博・中川彰子著

「極端なことを強引にさせる，心を扱わない表層的な治療」等の行動療法をめぐる誤解を払拭し，その実用性と奥深さを強迫の臨床を通して伝える。Ａ５判並製 232 頁 本体 2,800 円

方法としての動機づけ面接
面接によって人と関わるすべての人のために
原井宏明著

エビデンスに基づく心理療法としてその適用範囲を広げ注目の高まる動機づけ面接の本邦初の解説書。具体性を持ってそのスピリットを学べる好著。Ａ５判並製 296 頁 本体 3,400 円

この本体価格に消費税が加算されます。定価は変わることがあります。